非過勞致命

戴譯凡 著

眼睛紅腫、腰痠背痛、慢性疲勞……
久坐族快停止殘害自己，身體早就在抗議！

整天坐在電腦前工作，健康亮起紅燈毫不自知？
小腹大到像懷孕、20幾歲腰就直不起來……

賺錢雖然重要，但身體更要顧好，
否則生病了還怎麼探摳摳！

從介紹辦公室隱性危害、上班族運動到壓力調適，
本書讓你保持肝臟100%新鮮度，天天活力四射！

目錄

目錄

第三章　把健康「濃縮」在工作中，做職場的「不倒翁」

第五章 家是休棲的港灣，上班族要學會在家澈底放鬆

第十章　職場媽媽駕到，保護好自己讓好「孕」伴著妳

目錄

內容簡介

「上班族」是一個很大的族群，可以說只要進入職場，無論你做什麼，都可以稱為上班族。所以既然上班是謀生的重要手段之一，我們就必須讓自身身體這部「機器」更好的運轉，這樣才能取得更多、更大的成功，讓我們的身體長久的使用，為我們的幸福人生帶來積極的作用。

今天的上班族，不僅要思考敏捷，而且要精力充沛、身體健康。在變化莫測的職場中，上班族會遇到無數的挑戰和機遇——上班族需要靈活的應對這一切，並且還要照顧好自己的身體。尤其是在一天的生活與工作中，一點一滴都是健康的累積，一舉一動都是健康的保障。不論你是在公車上、在捷運中或者是走路、開車，你都可以擁有最佳的鍛鍊途徑；辦公室並不僅僅是上班的場所，我們要把它變成健康的加油站；下班回家的休息方式當然不是倒頭大睡，而是有著更多的方式讓你參與其中……本書以通俗易懂的方式介紹了生活中種種不健康的生活習慣和健康的生活方式，你可以根據自己的情況，選擇自己的健康。

尤其是當今社會，由於工作壓力日益增加，健康管理已成為上班族必備的技能之一。

總論：上班族幸福警示——別拿今天的「幸福」透支明天的健康！

在眾多人眼中，「上班族」是個幸福的字眼，更是廣大學生的追求。但隨著經濟的大步伐前進，導致了各個領域的就業競爭激烈，使得員工的工作壓力與心理負荷日趨嚴重。年輕人希望有所作為，上進心強、有事業心是可以理解的，但要是努力工作而把生命賠進去就得不償失了。生命在於運動，辛勞工作的同時也要養成良好的飲食起居習慣，更要擠出時間去鍛鍊身體，別拿今天的「幸福」透支明天的健康！

擁有歷史傳統的大企業認為，員工的健康是公司至寶，所以大公司有著完善的健康管理制度。遺憾的是，當下這種企業並不多，所以需要上班族自發的對自我進行健康管理。每個行業都有自身的職業病，甚至越來越多的優秀人士會在過勞工作中耗盡生命的焰火。記住身體是「革命」的本錢，身為上班族的你需要用正確的方法來工作，用健康的心態來生活。

健康的心態是與健康身體息息相關的，心態良好的人一般都會擁有一個不易生病的身體。

上班族身在職場，面對來自各方的壓力，同事競爭、工作繁多、上司兇橫、業務指標等等，它們在上班族的大腦中撞來撞去，等到碰撞到一起後，就會發生「大爆炸」，一些不健康的情緒會全部表現出來。到那時，你的工作、家庭，甚至是愛情、友情都會出現一系列的問題。那麼，趁著這些倒楣事情還沒有發生之前，上班族應該如何調整好自己的心態去面對工作和生活中的一切呢？誰來為我們的健康和生活買單？

答案：只有你自己。

在當今高速發展的社會，學會自我調整是十分必要的，在工作中「偷閒」也是一種自我解壓的放鬆方式。在本書中，詳細講解了職場工作人士在面對身體危機、辦公環境危機、心態危機以及懷孕工作等等一系列問題時，應該如何保護自己的身心健康。針對每個小節，本書都提出了具體的解決方案，讀者可以根據案例介紹，來參照一下自己，了解自己的身心健康狀況，從而有針對的解除自身問題。本書所涉及的範圍非常廣，在飲食、習慣、環境、健身、懷孕等方面向讀者展示在工作中各種情況下的養生小祕訣，是身在職場的上班族必不可少的養生好朋友，為你在職場前進的道路上點亮健康的暖光。

第一章 警惕對上班族有害的「健康殺手」

謹防電磁波汙染來作怪

在職場中，當你奮鬥在工作前線時，一定要特別注意電磁波汙染。長期處於高電磁波輻射環境中的上班族們，會使自身的循環系統、血液、生殖及新陳代謝功能受到嚴重影響，甚至會導致癌症。

在市區上班的劉先生是名英文翻譯，每天在電腦前工作十個小時以上是家常便飯。「最煎熬的是眼睛疼痛萬分，」劉先生說，「剛剛離開大學的時候，只佩戴兩百度的近視眼鏡，工作之後的兩年中，驗了兩次視力，增加了三百度，太令我無法想像了。」電磁波汙染是一種隱形並有害的電磁波輻射。它產生於電磁波環境之中，包括兩種：一是來自宇宙及大氣層、電離層、地磁場和地球的電磁波輻射，二是來自人為的短波、中波、長波和超短波等方面的電磁波輻射。而劉先生所遭遇的電磁波輻射就是後者，它不僅會使人的視力下降，還會使皮膚變得粗糙。

飛速發展的社會，在IT等新型行業取代傳統工業的同時，多種職業新型病也隨之產生，其中電磁波輻射就是導火線。除了電腦以外，印表機、影印機、傳真機等一些辦公設備在運轉時也會輻射出各種不同波段的電磁波，辦公室成了電磁波輻射的汙染源頭。在職場中，它也許會成為你流失工作的誘導因素。在生活中，電磁波輻射也可以說是無處不在、無孔不入的。電磁波輻射之所以會對人體產生危害，是因為人體生命活動中所包含的生物電活動遇到它會十分強烈。因此，電磁波輻射會使人體產生不同程度的影響或損傷。比如：

一、它很有可能使兒童患白血病。經醫學研究顯示，長時間接觸高電磁波輻射，可以改變血液、淋巴液及細胞原生質。

二、導致癌症病發，使人體的癌細胞增殖速度加快。瑞士有調查資料顯示，居住場所附近存有高壓電線經過，居民患有乳癌的概率要比一般人高很多倍。

三、會影響人的生殖系統。使男人的精子品質降低，孕婦會流產或造成胎兒畸形。

四、使兒童智力殘缺。相關調查顯示，電腦、電視、手機的電磁波輻射對胎兒有危害，有可能會造成智力殘缺。

五、使人們的心血管系統受到影響。會使人們出現心悸，失眠，心動過緩慢，白血球數量減少，免疫功能衰退等現象。

六、高電磁波汙染會加快視力下降，加重近視，甚至引發白內障。

電磁波輻射的危害如此強大，看來身在職場的我們也不得不學習如何減輕電磁波輻射或杜絕電磁波輻射了。隨著對電磁波輻射危害的認識，出現在市面上的各式各樣的防輻射產品都非常受人們喜愛，例如：防輻射服、防輻射眼鏡、防輻射燈、防輻射電腦等等。但是這些防輻射商品不僅價格昂貴，而且防護範圍有限，真正擺脫電磁波輻射是遠遠不夠的。

在辦公時盡量遠離電腦，液晶顯示幕的電腦輻射會比較小，有可能的話可以穿防輻射服。在不是很緊急情況下避免使用手機。

盡量不要睡在電暖被上，必須使用時可以在其上面鋪一條具有遮罩作用的床單。

電器擺放不要太密集，使自己遠離高電磁波汙染。像電視、微波爐、電冰箱、烤箱等等家用電器盡量有距離的擺放就可以了。

使用手機撥通電話時，人體會受到最大的電磁波輻射，應該改用耳機接聽。

使用電器時要保持距離，受電磁波波侵害的大小取決於人體離電器的遠近。

如果人們多吃一些胡蘿蔔，就可以增加抗輻射的能力。

可以的話，在你的辦公桌前擺放一個綠色盆栽，它會為你減少輻射的。

雖然電磁波輻射無處不在，但是它並沒有人們想像的那麼可怕。地球上的每個人所能承受的電磁波輻射能力不會都一樣，孕婦、兒童和老人受到的危害可能會更大。所以坐在辦公室裡的你不要因為電磁波輻射而憂心忡忡，做好以上基本防範就足夠了。

室內空氣汙染，相當於人住進了毒氣室

在職場中，「辦公室症候群」在這些辦公桌中間肆無忌憚的蔓延著。年輕人對自己身上的一些微乎其微的症狀不在意，日積月累，這些症狀就會轉化成病情，而病情加重就會未老先衰，甚至猝死。

一次休完長假，張女士就立即投入了工作當中，萬萬沒想到積極上班卻讓自己的喉嚨十分腫痛，還時常伴有噁心的症狀，離開工作地點就會頭暈萬分。醫師診斷，導致這些症狀的罪魁禍首就是辦公大樓空氣汙染。放假在家時，張女士一般都在通風順暢、室內空氣品質比較高的地方休息，也比較常外出，而其工作環境大部分時間是封閉的，冷氣等一些辦公設備不斷放出「毒氣」，環境汙染十分嚴重，這兩種大反差，引誘了這些病狀的產生。

不知你是否有進入現代化辦公室，就會感到胸悶頭痛的現象，而且越是下午，就越是頭痛得厲害，渾身不舒服，做事懶散、思考遲鈍、鑽牛角尖。專家告訴你這是滿室的電腦、影印機在不停工作時所產生的廢氣導致的。除此之外，辦公室室內的裝飾材料，地毯、塗料、地板、電腦桌、辦公隔板裡面都藏有甲醛、苯、揮發性有機物和重金屬等有害物質，在員工周圍不斷的蔓延。如果通風不好，亦或是沒有安裝具有過濾技術的冷氣，人體的神經系統、生殖系統等就會受到其很大的影響，相當於人住進了毒氣室。透過以上，不難發現辦公大樓室內空氣汙染主要來自兩個方面：

一是空氣汙染。密閉辦公大樓會成為二氧化碳的棲息之處，若是越積越多，加上細菌、影印機飄出的粉塵等漂浮物，就有可能致病。

二是化學汙染。複合地板、辦公家具所使用的板材、黏合劑、油漆等都可以釋放出苯、甲醛等物質，它們是有致癌性的，並且可以聞出來。由於它們釋放的速度比較慢，所以會長時間停留在室內。如果你真的聞到了異味，那時辦公室內的汙染物濃度就已經很高了。

然而上班族一天中大部分時間都是在辦公室度過的，所以辦公室是否清潔，與每個人的身體健康以及所在企業的前景都是息息相關的。也就是說，想讓自身健康的關鍵就在於維護好辦公室環境。所以我們應該做到：

首先，要經常開窗通風。每天開窗通風至少兩至三次，每次至少十五分鐘，保持室內空氣清新。此外增加一些空氣清淨機、加溼機也是不錯的選擇。

其次，辦公室內不要擺放太多台印表機、影印機以及傳真機（當然前提是不影響工作），盡量將其擺放在走道等通風好的地方。

再次，不要在桌面上擺放太多毫無用處的文件，定期進行清理，滑鼠、鍵盤等要多消毒。

最後，在辦公室裡多擺放一些有淨化效果的綠色植物。

室內空氣存在辦公室裡，存在你我之間，不清新的空氣不斷吞噬著上班族的身心健康。只要大家遵守以上幾點，時刻注意通風換氣，保持整潔，就不存在室內空氣汙染。讓我們在健康快樂的環境中工作，在職場上占領一席之地，而不是在汙濁萎靡的環境中就此消沉。

上班族在做好通風的前提下，還要注意每次操作完辦公設備後，應仔細清理手上的油汙。應每隔一兩個小時到室外散散步，呼吸一下大自然，使頭腦清醒。在飲食上可以吃些排毒食物，例如：海帶、木耳、苦瓜、茶葉、綠豆等等。

裝潢黑手步步「陷阱」

在炒房地產炒得如火如荼的時候，裝潢公司成了最大的獲益者。置身在職場之中，為了完善公司的「面子」問題，你的上司也許會讓你去負責公司的裝潢工作。在社會這個大環境當中，越是熱門的東西，存在的爭議也就越大，問題也就越多。所以無論是請家庭裝潢還是公司，一定要小心幕後黑手。

趙先生是海歸派上班族，公司為了迎接重要人物，任命他美化辦公環境。按照老闆的要求選擇了一家著名的裝潢公司，裝潢公司根據趙先生提供的資料大概估算工程量及裝潢價格，在契約上還標明「最後以實際裝潢部分來結算工程款」。裝潢完畢後，趙先生表示很滿意。可最後付款結帳時，工程款要比預計的錢多了很多。仔細查看裝潢清單，他發現塗料每上一遍都多收一次錢，裝潢後的房屋面積也比實際面積大，這讓趙先生痛恨萬分。所以我們在裝潢房屋或公司時，一定要拿著原房屋的結構圖和平面圖的影本去簽契約，防止對方占便宜。然後在家具製作時標明是否為成品，有哪些具體內容，還要細化到每個工程的數量和品質的要求上，不能有模糊不清的敘述，以防對方在文字上鑽漏洞。

以上案例只是裝潢公司設下的一個小「陷阱」，人們只能感嘆：大千社會，無奇不有啊！為了使你不上當受騙，不把手裡的飯碗丟掉，我們在這裡列舉幾個裝潢「陷阱」：

一是魚目混珠。房子的出售帶動了裝潢業的熱潮，裝潢公司遍布了大街小巷，如何挑選優秀的裝潢公司成了難題，也許你簽訂的公司只是無營業執照的非正式裝潢團隊。

二是超低價位誘惑。這裡的超低價位只是一個噱頭，裝潢價格比市面上要低很多，但在工程中會製造很多「意外」，變相的向你索求費用，例如：人工運輸費、契約上沒標明的修補牆面費等等費用。只要契約上沒標注，他們就可以向你要求費用，總價格加起來比正規公司開價高。

三是價格報表。很多裝潢公司會在價格報表上做文章，報表製作得很複雜，讓人看不懂就是最終目的，其實裡面包含很多重複收費、不該收費和亂收費專案。

四是輕信熟人。這個問題屢見不鮮，消費者為了可以用很低的價格換到令人滿意的成果，不惜委託朋友、找熟人。裝潢完畢後，才發現不僅裝潢價格高，品質也存在很大的問題。

總之裝潢公司的騙術數不勝數，只有你想不到的，沒有他做不到的。在這個世界上，有火就有水，有陰就有陽，所以有騙術，就有防騙術的。

一、裝潢前幫自己家裡的裝潢定位。在裝潢上要注重比價，因為每間公司都有很大差異，規模、管理、材質、技術都影響價格。除此之外，討價還價時要有底限，確保裝潢公司有利可圖才能保證裝潢品質。

二、仔細核對項目。用心查看裝潢公司為你設計的藍圖和預算表，有些專案不會展現在設計圖中，像水電改造、燈具安裝、垃圾清理等等。不要給裝潢公司隨便開價的機會！

三、測算面積。避免裝潢公司在預算中多報施工面積，就要對裝潢面積進行測算。很多家庭或企業門窗不用刷塗料，但還是算到了塗刷面積中。

四、價格因素。查看預算書，要面面俱到，包括材料的品牌和技術。

五、相關費用。在預算書最後一項往往會出現一些不合理的收費項目，例如：專案管理費、稅費等等。這些項目都是裝潢公司應該做到的，不該再次出現，消費者一定要仔細核實，萬萬不能上當受騙。

身在職場，就要有「十八般武藝」，對什麼都要有所了解，當主管安排任務的時候，才不至於手忙腳亂。在這方面，以上介紹已經足夠了。社會雖然魚目混雜，但只要有一雙明亮的眼睛和一顆向善的心，別人想要騙你也無計可施。

冷氣吹出「冷氣病」

在職場中，上班族冷氣病的發生率居高不下，如今冷氣病已經成為一把利劍，捅在辦公室辛勞工作的上班族。室外炎熱，而室內涼如秋日，這種「冰火兩重天」的環境變化對大部分人而言都是無法承受的，更不用說運動量小的上班族了。

二十多歲的孫小姐十分喜歡吹冷氣，每次進辦公室都會把溫度調到了二十一度，因為她受不了三十度以上的夏天。開了冷氣，身體馬上就涼下來了，孫小姐非常享受，感覺吹冷氣很舒適涼爽。但日子久了，就覺得身體不適，經常打噴嚏流鼻涕，而且渾身疲懶，最後只能去醫院，醫生說這是冷氣病。冷氣為人們帶來了一絲清涼，卻不忘把病痛也帶給人們。事物都有兩面性，有利就有弊。

身在職場的俊男美女們，肯定每天都要與冷氣「親密接觸」，刺蝟靠得太近就會刺到對方，同理，我們對冷氣也要保持距離。但是作為上班族，不吹冷氣是不可能的，誰不想在涼爽的環境中工作呢?下面我們要讓你認識到這其中的嚴重性,常吹冷氣究竟會對我們的身體造成什麼害處?是不是真的會威脅到我們的身體健康?

一是導致腹痛、吐瀉。在冷氣的冷熱刺激下,會使人體的胃腸功能受到影響,致使病菌從肚臍入侵,出現腹瀉、嘔吐等症狀。

二是引發感冒。長期在冷氣環境中活動,或是經常吹冷氣,就會很容易引發感冒,因為室內和室外的溫差很大。

三是導致腰肩疼痛。炎炎烈日,在室內吹過多的冷氣,會使肩膀和腰背受到風寒,身體虛弱的還會引發肩周炎(五十肩)。

除以上種種危害外,還會使皮膚又緊又乾、容易過敏等等,所以各位愛美人士一定要離冷氣「遠一點」。

基於對上述觀點的理解,大家一定了解到了經常吹冷氣會使人未老先衰、神情恍惚並且工作效率低。既然我們已經知道了冷氣病的可怕,那就應該少吹冷氣,但是很多人都知道上班族吹冷氣也是情非得已的,公司要求如此也沒有辦法。我要告訴大家的是,既然無法改變,就學會適應吧!上班族要在冷氣環境中學會保護自己也是有辦法的,不妨參考以下建議:

一、在每天工作完畢後,在家裡可以喝一杯生薑茶,因為生薑可以抗菌。但只有把茶趁熱喝下去，才能趕走體內的寒氣，從而起到防治的作用。如果難受到不可忍受的時候，我們可以在茶中放入少量的荷葉、薄荷，這樣可以加強祛除溼氣的作用。

二、在冷氣房中萬萬不可多喝冷飲，冷氣加上冷飲會使你的身體內外都受寒。冷氣侵襲人體的病變部位主要是肺部，所以冷氣族平時一定要加強對肺臟的保健。專家認為「悲憂傷肺」，所以大家平時一定要保持陽光的心情，哪怕在工作上遭遇困難與挫折，也要用平和的心態、樂觀的態度去面對。根據「夏季養陽」的道理，冷氣族需要注意對自身陽氣的充實，盡量少喝冷飲，以免損傷肝胃陽氣。

三、冷氣房要時常開窗換氣，在內外空氣交換時，新鮮空氣就會流入室內，建議在室內外溫差較小的時候開窗。

四、夏季在設置冷氣溫度時，最好在二十六度以下、二十四度以上。室內外溫差太大易患感冒。

五、要時常清洗消毒或薰蒸冷氣濾網，殺滅在其上繁殖的病原微生物，例如加熱白醋使其達到清潔的作用。

冷氣雖然會使職場人士「脆弱多病」，但是透過積極的預防，就足以把這些病扼殺在搖籃中。職場如戰場，只有身體好才能與別人競爭角逐，才能有機會在職場上展露鋒芒。

一般上班族都有自己的車輛，大部分都裝有冷氣，注意車內外溫差要在七度以下。如果可以，上班族應盡量減少開車次數，因為長時間處於這種環境之中，會使記憶力減退。

壓力過大影響免疫力

如今，在職場上有多少人在壓力之下苟延殘喘、奄奄一息？我想只要你在工作，壓力就一定會存在。

陳女士今年四十三歲，在一家外資企業擔任高階主管，自從任職以來，陳女士每天都要面對沉重的工作壓力，時常因為要完成高強度的工作而熬夜加班，並經常出差在外，吸菸成了她緩解壓力的方式。最近，她總感覺胸背痛，時常咳嗽，甚至咳血，後經醫生證實，是肺癌晚期，已經無法手術了。由此我們可以看出：壓力過大，會使人體免疫力降低。

人們常說：「適當的壓力可以激發人的潛力。」沒錯，但是過大的壓力就會使人失眠、脫髮、壓抑、早衰，甚至是疾病或死亡。身在職場的你，在認識到這些危害後，先不要搖頭嘆氣、後悔不已。因為我們是可以進行補救的，現在讓我們揭開壓力的面紗，看看它究竟來自何處。

一是工作中的壓力。當環境的要求超越了自身所能應付的能力時，就產生了壓力。所以工作中的壓力主要來自超難度的工作。此外，不良的人際關係也會讓人產生壓力，包括與上司關係緊張和被同事孤立。

二是生活中的壓力。在人生中有很多大事，包括結婚、離婚、就業、創業等等，都會或多或少的造成壓力。除此之外，一些突發的意外或爭吵也會成為壓力。

三是自身性格帶來的壓力。當你的性格與所遇事情要求你所具備的素養背道而馳時，你也會產生壓力。比如，你是一個十分內向的人，但卻被指派上台演講，這時你就會產生不良情緒，不敢上台。

可以說，壓力在生活或職場中無處不在，沒有壓力的人是絕對不存在的，但是我們要遠離過大壓力並快樂的生活。壓力並非不可戰勝，只要你有正確的方法，就可以攻克過大壓力。

首先，我們要保證有充足的睡眠，人的睡眠時間在六小時左右是最理想的，完全可以為第二天的工作提供活躍的腦細胞。

然後，就是要適當休息，在工作中感到壓力非常大的時候，去逛街購物、去打打羽毛球、在辦公室聽音樂等都可以有效的緩解壓力。

最後，調節自己的情緒，啟動自己的情感，到生活中去尋找友情和愛情，打開心扉，讓自己快樂起來。每天擁有快樂的心情，讓壓力逃之夭夭。

結合以上，還要提醒大家，不要把壓力想得太過恐怖。把壓力轉化為動力，用積極的心態看待工作，不要被別人逼著工作，要自己願意去做。能夠享受工作的樂趣，就自然沒有壓力。由被動變主動，便可發現工作其實和遊戲是一樣的，都要我們去完成不同的任務，所以要保持愉快的心情去「遊戲」工作。

愛情是緩解壓力最好的方式。如果你找到了你的靈魂伴侶，一定要處理好愛情與事業的關係，不要使事業荒廢。壓力過大是不好，但也不要鬆懈過度，毫無壓力。這既不利於事業，也有害於愛情，兩者最好齊頭並進。

慢性疲勞是上班族不可硬撐的痛

近年來，各大城市的慢性疲勞症候群發生率都有成長的趨勢，其矛頭指向的就是上班族。可上班族對它並不以為然，將平時的頭痛、煩躁、不適視為一般疲勞，其實不然。

林小姐是一家大型IT公司的工程師，從事這工作以來，經常加班熬夜，疲勞乏力也毫不在意，但不知為什麼現在工作時注意力總是不集中，記憶力下降嚴重，口乾口苦、食慾下降。不僅如此，脾氣也太不如從前，十分急躁。這已經嚴重影響到了工作。這種表現一定是慢性疲勞，是在高壓下長期疲勞造成的。

在競爭日趨激烈的當代社會，為了自己、為了家庭，無數敬業的工作者們日夜奔波在職場前線，「工作狂」就此產生了。是不是才三十多歲，你就已經記不起熟人的名字了？你的性情也和從前大不一樣，變得易怒、煩躁、悲觀？有沒有很疲乏，就算補睡覺也毫無差別的感覺？而且時常頭疼、耳鳴、暈眩？如果你的回答是肯定的，那麼你不得不重視這些症狀，它已經在為你的健康敲響警鐘，你已經處在過勞的狀態。究竟是何原因讓職場人士步入這般田地？請看下面的解說：

首先，大家一定都能想到的原因就是：任務重、壓力大。每個人都不可能在持續的壓力下發揮最佳水準，但在現實生活中繁重的工作迫使他們把工作時間延長到八小時以上，甚至讓工作占領了生活，像機械一樣不停的運轉，使自己身心疲憊。

還有就是工作乏味、一成不變。長期從事單調的工作很容易使人產生職業倦怠感。有些人士對目前自己的工作已經熟悉到閉著眼睛都可以做的程度了，就會想再突破一點點，但是卻無從下手。每天不斷重複的工作使他們沒有滿足感。這樣他們就很容易疲憊不堪，注意力分散。

我們不要認為慢性疲勞只是會讓你身體略微不適，不知你是否聽過「過勞死」，這種曾經存在於日本上班族階層的現象，已經蔓延到你我的身旁。這就是我們無休止的熬夜加班、透支生命造成的。這是非常可怕的。曾經的一位三十四歲上班族，每天不停的工作，就在交易成功後與對方雙手相握時心臟病猝發而死。前車之鑑，為了避免此類事件的發生，我們給職場人士提出以下建議：

一、適當的休息和充足的睡眠。人體就像花兒，花兒需要陽光照耀自己而產生養分，但是一味的索取陽光就會使自己枯萎、凋謝。人體也不能不停的運轉來生養自己，那樣只會把自己掏空，提前終結生命，所以適當的休息與充足的睡眠是維持生命的良方。

二、放鬆心情。身在職場的成功人士，每天的生活就像打仗一樣，時刻繃緊弦。長期處於這種高壓之下，病來找你也是理所當然的。人要學會適當休息，才能精神煥發、生命長久。適時的讓自己放個長假，去享受田野、擁抱大自然、呼吸新鮮空氣，或是聽音樂、跳舞，都可以減輕壓力、解除疲勞。

三、良好的生活習慣。人們的疾病是可以預防的，重點在於培養良好的生活習慣。在日常生活中，保持樂觀開朗的心境、積極鍛鍊身體、不吸菸、少喝酒都可以增強抵抗力，抗疲勞。

生活如此美好，何不忙中偷閒到室外放鬆片刻？放鬆的同時，頭腦也會更加清醒，工作起來也會更加得心入手。所以不要認為休息就是在浪費時間，而是在為你的大腦補充養分和電力！

身在職場的你，不要因為金錢去拚命透支自己有限的生命，那樣是最白痴的做法。金錢誠可貴，生命價格高！年輕時拿生命去換取金錢，等到老了拿金錢去換取生命，試想問：金錢真的可以買回生命嗎？

仰脖、駝背、彎腰……而積勞成疾

走進辦公室，環視四周，你就會發現很多人都在仰著脖、駝著背、彎著腰得工作，就像是大家編排好的一樣。其實不然，這些不良坐姿都是上班族們在工作時有意沒意表現出來的。他們一味的追求坐得舒服，忽視了「舒服」帶來的健康隱患。

劉先生今年三十多歲，身體狀況還算可以，從兩年前開始一直背痛，由於沒有影響到工作就沒有特別注意。如今疼痛感與日俱增，尤其是晚上睡覺會很痛。經醫生證實，劉先生患上了肌筋膜炎。劉先生覺得自己並沒有做過什麼劇烈運動，怎麼可能會患病呢？醫師解釋是長期坐姿不良，造成腰肌勞損。當今社會，與劉先生患有相似疾病的人並不在少數。但卻沒有人去在意、去關心。

在人的一生之中，坐的時間要遠遠多於走的時間。老祖宗在很久以前就告訴我們要：立如松，坐如鐘。可是辦公司裡到處都是歪歪扭扭、前弓後背，大家都知道這種仰脖、駝背、彎腰的坐姿，似乎可以讓身體很放鬆舒適。殊不知，讓身體長期維持這種違背人體正常的脊柱生理曲線的姿勢，會積勞成疾。這種傷害是無法彌補的，請行走在疾病邊緣的職場人士了解一下這種不良坐姿的危害：

一、容易導致脊椎疾病。長期採用這種不良坐姿，如果脊椎承受不了人體的自身壓力了，就會出現勞累狀態、導致疾病。

二、容易導致腰部疾病。這種坐姿會牽拉肩膀、腰部肌肉，椎間盤與韌帶組織，長期如此會造成慢性損傷，進而出現腰部疼痛、弓背、腰椎間盤錯位或突出等症狀。

三、會破壞身體的曲線。人體胸部鬆弛下垂多半是敗於這種坐姿。此外，背部脂肪日積月累還會使你成為虎背熊腰。

在職場中腹部有「游泳圈」的人比比皆是，他們通常是怎麼舒服怎麼坐。看完以上危害，誰不願意去追求美呢？但與美麗相比，我們還是把目光放長遠一些吧，因為只有身體健康才有資格去美麗！糾正自己的不良坐姿，僅僅在於一些保健小動作：

首先，要有正確的坐姿。大部分人認為挺直腰部的坐姿勢最正確的，其實不然，略微後傾的坐姿更符合保護人體脊椎的要求，否則會使背部肌肉受傷。坐時雙肩要向後展開，腰部微微後傾斜，膝蓋微高於座椅等。

其次，適時的伸「懶腰」。身體長時間固定不改變姿勢，就會將血液累積於肌肉組織的靜脈血管裡。伸懶腰可以使累積的血液流回心臟，恢復良好的全身血液的循環系統，從而有益於頸部和頸椎。

最後，要學會做辦公桌操。做辦公桌操可以使我們身體各個部位得到放鬆與休息。其做法為：將雙臂伸直平放在辦公桌上，軀幹盡量向大腿前側靠攏，拉伸背部肌肉，這個動作需要持續五秒左右，然後抬起頭部，動作要緩慢，再將頸部、胸椎抬起，並向後伸展，逐漸向頭上、頭後移動雙臂。

以上方法你都記住了嗎？千萬不要因為麻煩就「不拘小節」了。身在職場之中，生命就是本錢，是你邁向成功的前提，所以不要忽視這些保健小動作。與其日後積勞成疾，變成藥罐子，不如現在就從小動作做起。保健是一點一滴的累積，不可一蹴而成。

相關資料顯示，每五個失眠患者中就會有一人患有腰肩背痛。所以說仰脖、駝背、彎腰的不良坐姿很大程度的影響了我們的失眠品質。坐在辦公室工作的上班一族是最大的受害者，所以如果你出現了失眠的症狀，可以衡量一下自己工作時的坐姿是否正確。

追求時尚的「惡果」

最近在網路上又掀起了一陣「高富美」風波，成為「高富美」變成了當下年輕職場人士的終極目標。彩妝、美髮、高跟鞋、露肚臍裝，各種窈窕倩影在辦公室穿梭。殊不知這些所謂的時尚會對我們自身的健康有多麼大的傷害。

吳小姐在職場已經打拚三年多了，卻毫無積蓄，是個不折不扣的月光族。她平時最大的愛好就是逛街，追求時髦。月薪三萬五千元的她僅在衣著上的花銷就在一萬元以上，再加上包包和漂亮的鞋子，一個月也就所剩無餘。高跟鞋成了吳小姐每天出入職場的必備「武器」，走起路來也是非常迷人。可最近腰部非常疼痛，穿上高跟鞋後更加疼痛。吳小姐只好去諮詢醫生，醫生囑咐吳小姐平時要穿平底鞋，就算要穿高跟鞋，其高度也必須低於四公分。經常穿高跟鞋會使腰肌受損，原來一切的罪魁禍首就在這裡。像吳小姐這樣追求時尚美麗的女士不在少數，有的是為了標新立異，而有的人是怕被人指稱落伍。

尤其是身在職場的年輕上班族們，自己的經濟能夠獨立，又是獨自一人，加上家裡沒有什麼負擔，休息時的消遣只能用來逛街。逛街時，那些時尚美麗的事物在無形之中就已經引入他們的腦海了，這也是年輕人接受能力強的表現吧。在這裡不針對女性，追求時尚的男士也大有人在。其實追求時尚是沒錯，但是盲目追求就是大錯特錯了。人們都說「香水有毒」，事實上盲目時尚也是有害的。那我們怎麼區分哪些是盲目時尚呢？請看這些：

一、色彩繽紛的美甲。五顏六色的美甲就像巫師送給白雪公主的紅蘋果，外表光鮮卻劇毒無比。尤其是品質惡劣的指甲油，致癌物質鄰苯二甲酸酯含量極其高，有的含酞酸酯，若是經常吸收這些有毒物質，對人的健康會有很大影響，嚴重的會使孕婦流產或生出畸形兒。

二、太高的高跟鞋。在職場中，上班族在工作室走動的時間與距離肯定長，這樣會引發腳部及腰部疾病。正在發育的少女穿高跟鞋，則會影響正常到自身發育。

三、連體緊身塑身衣。出入職場的女性，由於活動量小，經常坐著多少都會有略微突出的胃部、小腹，這時她們最喜愛的選擇就是穿連體緊身塑身衣。殊不知，這傲人的身材可能會帶來健康隱患，出現心跳加快、頭暈氣短的症狀，嚴重者心口還會疼痛。

追求時尚可能帶來危害，但也不是不能追求時尚了，畢竟時尚健康的生活是美好的，那麼，上班族們應該怎麼去追時尚呢？

一、萬事從頭來，所以選擇一款適合自己的髮型是非常重要的，並且不要經常去改變。

二、多看一些高級的時尚雜誌。經常欣賞名流的穿著，自己的品味也會提升。

三、幫自己的氣質定位。自己適合哪種風格就走哪種路線，這也是在不斷的嘗試後才可以總結出來的。

四、學會用一些小配件點亮自己。著裝色彩太暗，就在脖子處圍個色彩鮮豔的絲巾；顏色單一的裙子，可以在手腕處佩戴彩色手鐲。像這種小搭配經常練習就可以發現其中的技巧了。

在職場中，我們可以用時尚的穿著和髮型吸引旁人的目光，但這些都會隨著年齡的成長而衰退的。真正的美不是來自時尚，而是來源於內心。內心的真善美會使你的氣質更加迷人，也是最經久不衰的。

對於男性，更要注意選擇正確的方式去時尚，很多人士喜歡玩弄電子產品，殊不知，在它給你帶來歡樂的同時，也抹殺了你將來成為爸爸的可能。還有男士最好也要遠離泡澡、洗三溫暖這些看似時尚的生活，這些對你的健康危害都是很大的。

和香菸「交朋友」

「吸菸有害健康」這是連小孩子都懂得的道理。可在競爭日趨激烈的職場中，越來越多的上班族加入到了吸菸的行列，和香菸「交朋友」。也許他們只知道吸菸會影響肺部的健康，其實不然，吸菸的危害簡直是罄竹難書。

三十歲的陳小姐是一家外企的職員，到今年為止，她的菸齡已經接近五年了，對她而言，吸菸是一種享受，那種吞雲吐霧的姿態非常高雅迷人。本來身體一直都很健康，最近陳小姐每個月都要飽受月經不調和、生理痛的折磨，看到醫生的檢查結果，她幡然醒悟：「原來吸菸的危害那麼大。」如今，陳小姐每天都要在臉上抹上厚厚的粉，因為吸菸使得她的皮膚越來越粗糙、脆弱。這個案例說明了，在當今社會，不僅男性愛好吸菸，女性也開始跟隨男性的腳步了。事實上女人吸菸最開始是在國外才有的，但在外國女性開始要拋棄吸菸的時候，卻在其他國家風靡了起來。殊不知，女性吸菸危害比男性還要大，不僅會加速衰老，還更容易罹患癌症。

吸菸不僅是交際的需要，還可以消愁、提神。在職場上應酬、辦事少不了用香菸來表示對對方的尊重，但對於長期在職場的人來說，習慣成自然，今後不抽菸便會覺得難受。加之生活與工作上的煩惱，香菸這種可以讓人緩解壓力的神物對於上班族來說更是誘惑。可你吸菸時，是否為自己的健康負責？

吸菸能夠致癌是眾所周知的，經常吸菸的人體內會有較高濃度的多環芳香烴碳氫化合物，點燃香菸便可釋放出多環芳香烴碳氫化合物，就可以造成突變。此外，吸菸與人體多個部位的癌變都有一定的關係。

其次，吸菸可以影響心、腦血管。據了解，大部分冠心病和高血壓病患者都有吸菸的歷史。吸菸可造成心肌缺氧和組織缺氧，增大了吸菸的冠心病患者猝死的概率。還有就是可以影響消化道。嗜菸如命的人往往會使咽喉和聲帶發生炎症。吸菸也可影響呼吸道。吸菸者胃酸的分泌量比一般人要多，易患十二指腸潰瘍。除此之外，吸菸者還易患逆流性食道炎。

在職場中，一定有不少吸菸人士想要戒菸，因為大家都知道吸菸對身體是一點好處也沒有，都想要追求健康的生活。一身菸臭、滿嘴黃牙不僅會嚇走你的客戶，還可能使你失去大部分優秀的追求者。但是戒菸並不是那麼容易的，多少人前赴後繼的「死」在了戒菸的戰爭中。要想成功戒菸，請看小編來幾招：

首先，我要告訴你的是戒菸要持之以恆，中間不可間斷，一步走錯，全盤皆輸。

一、在家中製作一個戒菸計畫，並貼到牆上，時刻提醒自己。

二、平時多喝水、吃水果。

三、想吸菸的時候，可以喝水，還可以咀嚼口香糖，最好是無糖的。

四、在下班時間多做一些運動，緩解精神緊張和壓力，忘記香菸。

五、把你的戒菸計畫告訴家人和朋友，必要時讓他們對你進行監督。

六、在別人遞給你香菸時，一定要告訴他你戒菸了，並且不要讓他在你的面前抽菸。

無論你從事什麼行業，一定不要和香菸「做朋友」。正所謂「近朱者赤，近墨者黑」。靠近香菸也只能讓你向死亡又邁進了一步。不要說什麼大環境所驅使，真正的聰明人一定可以出淤泥而不染。

在生活和職場中有這麼一群人，他們是被動吸菸者。身處在吸菸者的周圍，就會無形之中吸入菸中的有毒物質，其受害者往往是婦女和兒童。所以，為了家人和朋友健康，也為了你自己身體的健康，請遠離香菸。

過量飲酒傷身體

「金樽清酒斗十千，玉盤珍羞直萬錢」，從古代開始，人們就懂得如何享用美酒。而在今天的職場上，美酒是交易飯桌上必不可少的「武器」。但是過量飲酒，這種有利的「武器」就會傷到我們自身。

隨著畢業季的到來，很多情侶為了穩定關係選擇了提前訂婚。蔡先生就是其中的一員，在訂婚宴上，王先生與蔡先生等五人在同一桌吃飯飲酒。席間，五人共飲白酒接近四瓶，王先生喝了將近一瓶。在酒席結束後，王先生一直處於醉酒狀態，隨後被送到醫院，不料王先生卻突然鼻腔大出血，最終搶救無效死亡。經醫生診斷，王先生是急性酒精中毒，導致上消化道出血，呼吸心跳停止死亡。喝酒是一種享受，酒逢知己，暢飲幾杯，甚是歡喜，勿要讓這種溫馨的相聚變成永久的離別。眾所周知，過量飲酒有傷身體，可是有關過度飲酒致死的新聞卻頻繁出現在電視新聞上。

俗話說：「好的生意和訂單都是在酒桌上簽訂的。」可見，酒桌文化已經風靡全世界。不知有多少交易是在觥籌交錯間完成的，只能說這是悲哀的，因為飲酒是一體兩面，適量飲酒可以促進人體的新陳代謝和血液循環，使人體的細胞保持年輕；過量飲酒就會造成酒精中毒，傷害身體。光說過量飲酒會傷害身體，但這傷害究竟在哪些方面呢？

一、有害於神經。過量飲酒會影響人的大腦皮層，使人口齒含糊、搖晃身體、視線不清晰。

二、不利於消化。不適量飲酒會使人體的食道、胃、胰腺、肝等等發生炎症。

三、不利於血液循環。不恰當飲酒會使心臟功能受到影響。

四、不利於生育。可以影響男士的精子品質，女士大量飲酒也會容易患乳癌。

過量飲酒對身體的危害真是不能小覷，辛勤工作一週的上班族們對待酒精一定要「三思而後行」。平時滴酒不沾，聚會時豪飲就可能會猝死。酒是百藥之長，如何讓它發揮自己有益的一面呢？怎麼才能把握好適量飲酒呢？

一、知己知彼。知道自己的酒量，在飲酒時就會有所節制，不會盲目豪飲。

二、要保持愉快的心情。飲酒時心情舒暢可促進血液循環，酒精消退的時間會變短。

三、要做到不空腹飲酒。為了保護腸胃黏膜，我們在飲酒時應該一邊吃飯菜，一邊喝酒。

四、休息兩天再飲酒。長期飲酒，易患脂肪肝。飲酒後兩日之間才可讓酒精消退、肝臟功能正常運轉，所以飲酒後要休息兩天來保護我們的肝。

當然，總有些時候會讓我們喝酒喝多一點，這時，我們就要採取正確的方式醒酒。根據「病情」對症下藥。若是頭部陣陣發痛，可以飲用蜂蜜水；若是有天旋地轉的感覺，可以飲用番茄汁；若是有噁心的感覺，則可食用新鮮的葡萄；若實在太難受就只能去醫院就醫了。

身在職場的男女們，在此給你們提醒，如果你們認為自己喝酒只會影響自身健康，別人管不到你，那你就大錯特錯了。若是今後你想要有個健康快樂的寶寶，就請盡量遠離酗酒吧。父母在創造生命前期酗酒，所生孩子的肺動脈易狹窄、輸尿管易發育不良或者智力低下。

多數上班族能量補充不到位、不均衡

在職場中，當你時常低頭伏案辛勞工作時，是否會有力不從心的感覺？當你徘徊在辦公桌前時，是否會有游離飄忽的感覺？我想你的答案是肯定的。對於上班族來說，腦力勞動會使身體消耗大量的能量，所以還不到吃飯的時間就已經感覺飢腸轆轆了。由此可見，多數上班族欠缺能量補充。

人在日常生活中，要起床、要做飯、要做家務……這些活動都需要有能量來支援。而對於上班族來說，是急需能量的一個族群。不是紋風不動坐著看電腦就不會消耗能量了，大腦也是十分需要能量的。上班族想要知道如何補充能量，就必須先要了解我們身體中的能量是怎麼被消耗的。

一、維持生命所消耗的能量：人體在適宜的溫度中，身體完全處於放鬆安靜的狀態下，在不進食的基礎上，要想維持生命，需要的能量就要占人體總能量消耗的六成到七成。通常情況下，男性、小孩、青少年消耗的能量高。

二、工作所消耗的能量：工作的強度、所持續的時間以及工作熟練程度決定所消耗的能量。人體在工作時，所需的能量一般會占總能量消耗的三成。我們一般把工作消耗分為五個等級。然而上班族應該是處於一等或二等的位置上，是比較輕度的體力消耗。

三、食物的特殊動力作用所消耗的能量：人體在食用食物後，食物進入人體內會額外增高人體能量代謝，這個過程所需要的能量也要占總能量消耗的一成。

從以上分析，我們可以看出維持最基本的生命所需要的能量最多，所以上班族在每天清晨一定要吃完早餐再出門。可是早上補充的能量是不能維持到中午的，接近中午時，你就會感到頭暈，有飢餓感。那麼，愛吃的你不如在辦公桌中做出一個屬於你的零食補給站吧，在工作時隨時隨地補充能量。當然，也不是什麼都可以吃的，吃對東西才能補充好能量，現在，來看看在你的補給站裡都可以裝些什麼：

一、水果類。對於水果，我們當然要選擇蘋果，因為蘋果是營養最豐富全面的。它不僅可以抗衰老，還能夠防輻射。為坐在電腦旁皮膚乾燥的你及時補充水分。

二、蔬菜類。胡蘿蔔是天然的「防晒霜」。其中含有的β-胡蘿蔔素可以抵擋紫外線的射入，保護皮膚健康。炎炎夏日，即使辦公室裡裝有玻璃窗，也要預防紫外線的侵襲，所以在你疲憊的時候來口胡蘿蔔也是不錯的選擇。

三、堅果類。說到堅果，首當其衝的是應該是杏仁和核桃，因為含有非常豐富的營養，而核桃則是眾所周知的補腦佳品。杏仁裡面有很多種維他命、礦物質、胺基酸、膳食纖維等營養素，尤其是維他命E和硒元素。常吃杏仁還可以延年益壽。而核桃中含有大量的α-亞麻酸，它進入人體後就會轉化為大腦的主要成分DHA，所以多吃核桃對你的大腦非常有益。

四、飲品。燕麥片和綠茶都是不錯的選擇。疲勞時喝一杯燕麥片可以防止頭暈、記憶力下降、工作效率降低。而綠茶中所含有的茶多酚，可以抗擊輻射；還有咖啡因，可以趕走你的睏意。

這樣看來，上班好像並不枯燥，一邊工作一邊吃零食，這真可以說是一種享受。享受的同時又補充了能量。上班族們，快來豐富一下你們的零食補給站吧，讓工作變得輕輕鬆鬆，快快樂樂。

工作疲憊時及時補充了能量，可是還是感覺難受、疲乏，那你就要去醫院仔細去檢查一下身體。如果人體的甲狀腺功能不全，也會使人感到疲勞。不要認為這是在危言聳聽，因為很多女性朋友很容易出現甲狀腺功能不全的症狀。此外，還要注意一下自己是否有貧血，貧血也會經常感到使人疲乏。

受到毒品的侵害

職場人士，一週工作辛辛苦苦，休閒時刻小聚酒吧，燈紅酒綠之處，享受黑夜與刺激。在放鬆之際，一定要遠離毒品，小心「走火」。為了享受毒品所帶來的似神仙的感覺而放棄溫暖的家庭和安穩的工作，是十分不明智的。

某個夏天，警察抓獲了兩名毒品持有者。在搜查嫌疑犯的居住所時，無意間看見了一個年僅三歲的男孩。據兩名毒品持有者供稱，孩子是他們偷來的，本想賣掉換錢買毒品，卻沒有銷路。所以男孩就成了他們毒癮發作時的發洩對象，時常對其拳打腳踢，致使男孩遍體鱗傷。在毒品的作用下，他們的人格已經扭曲，變得喪盡天良。

上班族在應酬或是娛樂時很容易有接近毒品的機會，所以不可不對毒品有個全面的認識。毒品能夠使人上癮這是毋庸置疑的，但是為什麼它會使我們欲罷不能呢？主要原因是由於人們在生活中遇到困難時，沒有正視問題解決它，選擇逃避它。而其中一部分人就選擇了毒品，因為吸毒所帶來的快感是在現實生活中尋找不到的。為了維持這種快感，只有不斷吸毒。在享受美妙感覺的同時，你的健康也亮起了紅燈。現在，讓我們了解一下毒品的種類，正所謂知己知彼，百戰不殆。

一、搖頭丸。服用對象一般是出入酒吧舞廳的青少年，傳播速度很快。

二、冰毒。這種毒品的毒性十分強烈，會劇烈刺激人體中樞神經。

三、K他命。通常在娛樂場所濫用。食用者會出現幻聽、幻視的症狀，還易使人產生性衝動。

四、咖啡因。長期服用會使人心律失常，引發消化性腸道潰瘍，甚至會使其下一代智慧低下、肢體畸形。

五、鎮靜劑。服用後會使人昏迷暈倒。

六、美沙冬。常被製成膠囊服用。是臨床上的止痛劑，毒性較小。

以上六種只是一部分毒品，新型毒品還在不斷的湧出人們的視線。看來，打擊毒品是一場長時間的拉鋸戰。其實，要想把毒品從社會中清除出去，光靠打擊是遠遠不夠的，最重要的是提高人們對毒品危害的認識，使人們自覺的遠離毒品。下面，就是毒品對於人體的各種危害：

一、造成人體生理功能紊亂。吸毒會改變人體的平衡狀態。突然停止藥物，會影響吸毒者的生理功能，使人感到疼痛萬分。

二、影響人體的神經系統。當毒品吸進人體後會影響神經系統，使人對毒品產生強烈的欲望。日積月累，吸毒者便會對毒品產生依賴。若是這樣，即使戒毒也會出現復吸現象。

三、毒害人體的機理。當下，吸毒者大部分都在吸食海洛因，這是目前危害最大的一種毒品，而且一旦停用，就會造成焦慮、一陣冷一陣熱、落淚、流鼻涕、嘔吐、腹瀉等現象。這種痛苦只有透過吸毒才能暫時好轉。

對於職場人士來說，雖然工作壓力十分大，但是也不要在燈紅酒綠中迷失自己。記住：對於毒品，只要吸食一次，就會永久纏身。

上班族想要澈底的擺脫吸毒的念頭，最重要的一點是正視自己的人生，認識到生活的美好，滿足於現在所擁有的一切。此外，還要潔身自愛，盡量遠離不正規的娛樂場所。

不運動還有藉口

大部分人都知道職場人士通常會患有很多病，但這是為什麼呢？為什麼多年來也無法解決這個問題？其中一個很重要的原因就是不運動。你是否一上班就坐著不動？你是否為了不運動而藉口多多？其實不運動的受害人只有你自己一個，何必這麼不情願。

張小姐在一家公司做工程師，由於工作需要，她要時刻對著電腦敲打鍵盤。除了吃飯、上廁所，張小姐總是一動也不動。週末便是睡覺，理由是工作一週太累了。最近，張小姐感覺自己很怕冷，而且吃東西也沒有胃口，經常腰痠背痛。原本以為是工作時坐久了的原因，就沒有留意，可是這幾天私處的分泌物不斷增多，還發燒，張小姐到一家醫院做檢查，結果被診斷為骨盆腔發炎。醫生說：某些上班族的女性長時間坐，不運動，使血液循環減慢，骨盆腔靜脈回流受阻，瘀血過多，從而引發急性骨盆腔發炎。這裡告訴我們，無論你的工作多麼緊急、多麼繁重，都不要一坐不起，時常做做運動就可以減少疾病發生，何樂而不為呢？

其實，每個人都知道運動的重要性，可是由於自身的懶惰，總是會找出很多藉口使自己的不運動變得更心安理得。職場之中，很大一部分上班族都是缺乏運動的，平時的大量工作，更增加了他們的懶惰心理。若是你對他說：「該運動了。」他就會說：「沒看見這麼多工作嗎？我沒有時間。」這樣看上去貌似他是真的工作很忙，但是連抽出十分鐘的時間都沒有嗎？是真忙，還是太懶惰？下面讓我們揭開一些不運動的其他藉口：

一、天氣不好。運動是不分地點的，跳繩、跳操、上下跑樓梯都可以達到鍛鍊效果。

二、花費太高。在健身房某個月分會有免費體驗、團體折扣的活動。再說，如果你省去某些不必要的高級消費，你一年就可以省下幾千塊，這些錢用來健身綽綽有餘。

三、看不到效果。減肥和身體鍛鍊不是一朝一夕就可以看到成效的，這是一場持久戰。每隔一週到兩週測量並且記下腰圍、心臟速率和體重。細微的變化都會使你興奮不已。

四、一個月了還是沒有效果。雖然你沒有看到效果，但是你的身體肌肉一定是在不斷的加強，此外，飲食、精神壓力、睡眠和其他因素都可以影響鍛鍊成效，所以不要輕言放棄。

這些藉口是不是都說中了你的心呢？不要還是不以為然，運動可以促進並調和血液循環，使人精神旺盛、容光煥發，而不運動就會容易釀成疾病。現在，我們可以看一看這些危害都包含哪些方面：

一、當身體不運動的時候，血液循環就會減緩，體內的汙物就會堆積起來，加重排泄器官的負擔。

二、當身體不運動的時候，血液循環處在遲滯的狀態，就會減少筋肉的體積和力量。

三、女性運動量不足，容易導致慢性骨盆腔發炎。表現為腰痠腹痛、私處分泌物增多、月經不調、生理痛、甚至不孕等。長期如此就會造成體質虛弱、神經衰弱。

四、對於虛弱久病的人，不運動是最不應該的。一定的運動可以使消化不良的人的消化器官緩慢強健起來。

在競爭如此激烈的當今社會，缺乏運動而死的人比操勞過度而死的人還多，所以我們一定不能掉以輕心。也許我們沒有足夠的時間去鍛鍊，那麼，早晨我們可以早起十五分鐘，步行去上班，在上班的路上觀賞清晨美妙的風景，呼吸經過綠葉洗滌的新鮮空氣。不僅節約了時間，鍛鍊了身體，還享受了生活。

研究證明，每天做適量的運動可以預防各種疾病。所以上班族在面對生活重壓時，要找到適合自己的鍛鍊方法，並堅持下去，比如：慢跑、快走、打籃球、做健美操、打排球、跳繩等等。這些運動都是使全身大部分肌肉活動起來的運動。

大吃雞鴨魚肉≠補充營養

在飲食上，每人三素一葷的飲食搭配是比較合理的，而如今的上班族把這個準則掉轉了過來，整日三葷一素。雞鴨魚肉成了飲食的主要內容，危害是相當大的。

上班族在工作後，身體和大腦都需要及時補充和攝取能量。但是，一定要注意營養平衡，合理飲食。三餐離不開雞鴨魚肉，會使人感到疲勞乏力、胃腸脹氣。長期食動物性食物，少食或不食膳食纖維，會使熱量過剩，脂肪不斷增加，造成大腦反應遲鈍，甚至誘發多種疾病。

一、易患大腸癌。醫學證明，世界上紅肉消耗量最大的地區，也是患癌症比例最高的地區。紅肉包括羊肉、牛肉、豬肉，有高熱量、高脂肪、高蛋白、零纖維的特點，而大腸癌很容易找上這樣的人。

二、易中毒。由於動物被殺時承受著極大的恐懼和痛苦，透過生化作用使體內產生了變異，從而使身體遍布毒素。

三、身中化學毒素。一些商人為了加速動物的成長，改善肉的光澤、口感，往往替動物注射大量的化學藥劑，這些抗生素、荷爾蒙、殺蟲劑等化學藥品對人體有很大的影響，不僅使兒童早熟，還會致癌。

四、導致便祕。因為肉類不含纖維質，所以它在消化道中的移動速度非常緩慢，因此，幾乎所有經常食肉者都為慢性便祕而煩惱。

五、導致心腦血管疾病。食肉時，人體會把肉類中沒有分解完全的脂肪、膽固醇，運送到肉食者的血管壁上，長期如此，血管內徑就會變窄，血流量就會減少，使心臟承受壓力。這時，就會導致高血壓、腦充血、心悸等問題。

除以上危害外，食肉也會引發風溼痛、痛風、關節炎等症狀。雖然雞鴨魚肉危害多多，但也不必完全成為一名素食主義者，因為在雞鴨魚肉中，含有豐富的營養物質，因此把握好吃多、吃少、怎麼吃才是最重要的。

一、在吃深海魚時，不要吃魚鰓、魚皮和魚的脂肪，這些部位容易堆積汙染物，使人類汞中毒。

二、少吃經過醃臘熏烤過的肉食。在對肉類進行醃臘熏烤加工時，煤炭、汽油、肉中脂肪如果沒完全燃燒會產生致癌物。

三、豬肉與豆類搭配為宜。在豆製品中含有很多可以使膽固醇和脂肪粒變小的卵磷脂，並使脂肪不貼向血管壁，以防形成硬化斑塊。

四、不宜多吃瘦肉。瘦肉的脂肪含量也很高，過量食用也會造成心血管疾病，所以吃瘦肉每天不要超過二兩。

上班族在吃雞鴨魚肉時應採用細水長流的策略，這樣不僅有利於人體的消化吸收，還可以延年益壽。少沾葷腥，多吃蔬菜瓜果，輕鬆遠離身體危機，做個快樂的上班族。

如果你不小心吃多了肉，那麼，可以多吃些新鮮蔬菜瓜果。除了含有豐富的纖維素，改善吃肉後的胃腸蠕動外，還可中和體內剩餘的酸性物質，使人體新陳代謝正常。因此，上班族在飯後吃些水果也是一個不錯的選擇。

辦公室員工的幾大惡習

在燈紅酒綠的大都市，每一位職場人士都希望自己是最迷人耀眼的。他們拚命工作、不注重細節，同時他們也很愛美。他們把更多的精力放在工作上，導致自身細節上出現很多惡習，這些惡習並不一般。

上班族追求美麗、追求快捷，不希望在一些無關緊要的事情上浪費時間，所以他們都有一些「問題」。不要說：「這無所謂呀。」「這樣沒什麼呀。」雖然這些「問題」看起來沒有什麼在意的必要，但是也許正是因為這一個小問題，就會讓你深陷疾病的深淵。上班族在工作的時候不要只知道工作，或者只注意防禦大疾病，在任何細節上都要注意，保護好自己的身體。首先讓我們細數一下上班族都有哪些惡習。

一、朝九晚五高跟鞋不離腳。上班族為了追求美感和職業感，需要每天穿高跟鞋，但是有些人高跟鞋不離腳，下班後去吃飯、逛街都穿著它，原因很簡單，他們已經習慣了。但是經常穿高跟鞋會讓腳累積很大的壓力，腳在高跟鞋裡根本就無法展開，而且還是處於弓著的姿勢，時間長了，就會出現拇指外翻等腳部疾病。

二、手機掛胸前。上班族工作都很忙，所以為了能夠及時接聽電話，上班族們通常都會把手機掛在胸前。雖然現在對於手機輻射的危害還沒有一個確切的說法，但是手機如此貼近人體，絕對是不好的。

三、不卸妝就補妝。為了保持美好的形象，一般上班族都會化妝，但是，妝容時間長了就會容易花掉，這時就會直接拿起化妝用品在臉上補妝。這樣雖然很節省時間，但是在已經有很多塵土和油脂的臉上補妝，會讓髒東西直接貼服在臉上，很容易導致皮膚疾病。

四、咖啡、濃茶等飲料。由於工作任務忙，使得上班族愛上咖啡和濃茶等可以提神的飲料，從而忽視了白開水。但是經常喝這些飲料雖然可以提神醒目，但是會使人體脫水，危害人體的健康。

五、與他人分享護唇膏。護唇膏應該屬於私人用品，它與其他化妝品不同，塗抹在嘴唇上，在喝水、吃飯的時候護唇膏上的細菌就會侵入到人體內，如果他人也要用你的護唇膏，很容易造成交叉感染。

六、工作時間戴耳機。在工作的時候，我們可能會聽些歌曲來緩解一下緊張情緒，但是若經常用耳機聽東西，會導致聽力下降。

相信很多上班族都有這樣的壞習慣，有時我們甚至沒有意識到這樣做有什麼不好。透過上述介紹，我們已經了解了這些惡習，但是有時為了方便或面子不得不這樣做，針對這些問題，我們有幾項建議：

一、**朝九晚五高跟鞋不離腳**。

對策：出門上班之前可以穿著一雙舒適的平底鞋，在包裡帶一雙高跟鞋，走到辦公室時換上高跟鞋，然後下班時再換上平底鞋。如果這樣你還是感覺腳痛，那麼坐在辦公室辦公時也可以穿上平底鞋，需要走動時再立刻換上高跟鞋。

二、手機掛胸前。

對策：購買一個手機座，放在你的辦公桌上，這樣你不僅可以隨時找到它，還可以避免輻射。

三、不卸妝就補妝。

對策：事先在辦公室準備一小瓶卸妝乳，在上班時如果臉上的妝容花掉了，先卸掉妝，隔幾分鐘再重新上妝。

四、咖啡、濃茶等飲料。

對策：如果在上班的時候感覺疲倦了，可以喝一兩杯咖啡或濃茶，多喝一些白開水。

五、與他人分護唇膏。

對策：最好不要讓別人用你的護唇膏，如果礙於面子問題讓別人用了你的護唇膏，可以大方的送給她或者把別人用過的地方削去。

六、工作時間戴耳機。

對策：使用耳機時，音量不要太大，也不要讓別人使用，以免造成交叉感染。

儘管上班族很忙，但是你一定有時間卸妝、有時間換鞋。不要給自己找藉口，維護自己的健康要從小細節做起。

幾乎所有上班族都愛零食，尤其是壓力大，工作量大的上班族，總是會產生飢餓感。於是，他們會時不時吃些小零食來填飽肚子，但是長時間坐在辦公桌前不運動，很容易會產生小肚腩。所以吃過零食後要適當的做做運動，否則就不要吃零食。

第二章　別讓黃金健康時間在上班途中悄悄溜走

吃完早餐再出門

我們常常教育別人：早餐要吃好，午餐要吃飽，晚餐要吃少。但是我們自己又做到幾分了呢？當今社會的上班族就更不用說了，早上睡到八點半，出門提鞋往公司跑，不知早餐為何物，一天下來頭暈目眩。

三十歲的陳小姐是一家公司的行銷人員，一天因為約了客戶，她很早就起床整理資料了。當時感覺頭有點暈，但是由於時間緊迫就沒有在意，直接去公車站等車了。在車上左搖右晃的，陳小姐突然頭暈摔倒在了地上。隨後有熱心的路人來到她的身旁詢問情況，並打電話給救護車。醫生診斷，陳小姐由於長期沒有吃早餐，出現了低血糖這種症狀。早餐對於我們一天中的飲食是十分重要的。早晨起床活動後，若不吃早餐或吃低熱量的早餐，人體就會出現疲倦、暴躁、易怒、反應遲鈍的現象，因為體內缺少可供消耗的血糖。

在當今這個社會，不用說，你也應該知道，上班族從早上開始就像打仗一樣，早餐是他們連考慮都不會考慮的。早上要談合約、開會議、定決策，誰有時間吃早餐？誰有那個心情吃早餐，也許你在上午的談判中就會因為準備不充分而失去一個大客戶，試問誰還敢吃早餐？但是，無論怎麼樣，就算你要破產了，早餐也是必須要吃的。原因如下：

一、不吃早餐會使你反應遲鈍。大腦活動需要由早餐提供能量，不吃早餐，體內就會缺少可供消耗的血糖，便會導致精神不振，注意力分散、反應遲鈍。

二、不吃早餐會招來慢性病。不吃早餐會使人體變為酸性體質，導致慢性病襲身。

三、不吃早餐會導致腸胃疾病。如果胃部長期飽受飢餓，胃酸分泌就會增多，便會引發胃炎、胃潰瘍。

四、不吃早餐會造成便祕。人體在進食時可自然促進排便，若長期不吃早餐，會出現便祕的現象。

五、不吃早餐易患膽結石。人在不吃早餐時，膽囊內的膽汁無法及時排出，使得膽汁當中的膽固醇過多，從而使膽固醇沉積，漸漸形成結石。

繁忙高壓的工作讓上班族忽視了早餐，但是從看到這篇文章起，不管你有多忙，都要停下腳步享受早餐。就算吃了早餐，很多人也吃不到健康。那麼如何吃到健康又節時的早餐呢？

一、前一天晚上蒸一些饅頭或花捲，然後存放在冰箱裡，第二天清晨就可以拿出一個，放在微波爐裡加熱後，就可以作為主食了。若是嫌麻煩，提前買好麵包備用也可以。

二、早餐時喝一杯牛奶，補充蛋白質、脂類、醣類。

三、早上吃一兩個當季的水果，早上上班時吃也可以。

四、在辦公桌中儲備一些果乾、優格或黑巧克力等零食，在上午辦公時吃一些可以補充能量。

如果你無法做到以上的提議，那麼少吃一些也是好的。實在不行，就提前備好水煮蛋，早上帶走吃。人體所需的蛋白來源和全部必須胺基酸都可以從雞蛋中索取。總之，早餐一定要吃。

提倡減碳生活，多騎單車少開車

在人類沒有節制的生活方式下，我們的地球正在一步步走向死亡。隨著二氧化碳大量排放，全球災難性氣候變化莫測，我們的生存也正在受威脅。身為二十一世紀的上班族，卻在存錢、借錢買車開。為了你的身體健康，為了你的子子孫孫，騎車上班豈不更好？

陳先生是某家公司的專案經理，從二十五歲開始到今年三十三歲，他從未放棄騎腳踏車上班，雖然別人對他很不理解，甚至是誤解，他也一直堅守自己的信念。每逢節假日就會騎著腳踏車去旅遊。他說：「這樣旅遊不僅可以鍛鍊身體，還可以為保護地球盡自己的一份力量。」當然，陳先生身體非常強壯，膚色也是健康的小麥色。陳先生所堅守的就是減碳生活，少開一天車就會減少一些二氧化碳的排放量。

在當下，越來越多的人提倡減碳生活，放眼望向紐約，你可以看到女孩們都愛上了騎車，腳踏車的時髦造型成了一種潮流。不管是為了環保、健康，還是為了時尚，總之達到了減碳的目的。既然腳踏車造型已經成為了一種潮流，我們為什麼不騎腳踏車去上班呢？可能有些人就說：「你這種說法是因為沒錢買車。」事實並非如此，看看每天開車的危害吧。

一、長期開車易使腰椎受損。

二、容易產生視力疲勞。長時間開車眼睛總注意路面的車輛和行人，容易使眼睛酸澀，眼球疼痛。

三、容易肥胖。經常開車上班，僅有的鍛鍊身體的時間也是坐著車過來了，長期如此，肥胖就會隨之而來。

四、容易感到頭暈噁心。每天開車常開冷氣，車內的空氣就不能更新流通，渾濁的空氣易使人感到噁心、嘔吐。

五、容易導致肌肉痙攣。長期赤手開車，人體會受到汽車震動的影響，出現肌肉痙攣、萎縮的症狀。

長期開車不利於我們的身體健康，也不利於大自然的淨化。在崇尚開車的當今社會，擁有一顆喜愛簡單生活的心最美。騎著單車穿梭在城市之間，這是一種淡然的生活態度，也是十分有益於身心的。

一、強身健體。減緩大腦老化速度，強化心肺功能，瘦身美體。

二、簡單方便。騎腳踏車幾乎不受時間、速度、場所的限制，即使塞車，你也可以在其中穿梭自如。

三、絕對省錢。買一輛汽車的錢，可以買一生也騎不完的腳踏車。偶爾換個腳踏車色彩，還能調適心情。再說，面對油價飆升，你也不會心焦如焚。

四、相對安全。汽車發生車禍是常有之事，而腳踏車只要按規矩騎，一般是不會發生交通事故的，也不存在酒後駕車問題，因為酒後你根本騎不走腳踏車。

看看腳踏車多可愛，五顏六色常常換，鍛鍊身體有門道，減碳環保又安全。上班族們，戴著墨鏡，騎著小車去上班吧！

騎腳踏車，不僅可以減去身上肥嘟嘟的肉，還可以塑造完美迷人的曲線。它是一種比節食減肥更迷人的一種減肥方法，不會使你面容憔悴。此外，適量的運動可以釋放一種荷爾蒙，使你心情愉悅、精神爽朗，騎腳踏車就可以實現。

如果條件允許就步行吧！

喬治．特里威廉說過：「我有兩個醫生：一是左腿，一是右腿。」意思就是步行可以使身體健康長壽。就一般上班族來說，都感受到薪水不怎麼漲，身上的贅肉卻是在一天天的成長。其原因不是吃得營養過剩，而是缺乏運動。那麼我建議你如果條件允許就步行上班吧！

在都市中，開始出現了越來越多的「走路族」。這些「走路族」大多是在辦公大樓工作的上班族，為了防止久坐成疾，每天步行上下班。其實，對於健身，步行是不能立即看到效果的，它是一種需要堅持累積的運動，可以帶動全身運轉起來。

一、可以預防心臟病。據相關刊物報導，一星期步行三小時以上，可使患心臟病的機率降低百分之三十五至百分之四十。

二、可以降低高血壓。步行可以減少促使血壓上升的荷爾蒙的分泌，減少血壓上升的機率。除此之外，步行還可以促進具有降壓作用的牛磺酸的分泌。

三、可以預防老年痴呆。長期步行，可以活絡全身血管、促進腦循環，從而有效遠離痴呆。

四、可以預防動脈硬化。現在人的飲食一般膽固醇偏高，而步行二十分鐘便有利於體內脂肪的燃燒，防止心肌梗塞、腦梗塞等病變。

五、可以預防糖尿病，步行可以消耗大量的葡萄糖，使血糖值降低。

六、可以預防骨質疏鬆症。步行不僅可以鍛鍊肌肉，還可以使增強骨骼。

七、可以預防乳癌和大腸癌。長期步行可以降低乳癌的產生機率，還可以促進身體排出廢物，降低大腸癌的發生率。

以上疾病無一不在困擾著我們的健康，使我們無法享受生活片刻的安寧與幸福。科學證明，走路是最好的靈丹妙藥。所以久坐在辦公室中的上班族們可以在上班途中，走二十分鐘的路，不僅肥肉跑得無影無蹤了，疾病也不會來打擾你。但是你知道你應該怎麼走路嗎？

一、普通散步法。這種走法在日常保健中經常用到，安全有效。

二、倒步走法。這種走法耗氧高，如果你要減肥，可以採用這種走法，不僅經濟，效果還明顯。除此之外，還可以預防腰痛，老年人健身常用此法。

三、擺臂步行法。一邊走路一邊擺臂，患有呼吸系統慢性病的人可以採用此法。

四、按摩步行法。一邊走路一邊按摩腹部，患有消化不良或腸胃道疾病的患者可以採用此法。

以上有四種走路的方法供你選擇，針對自己症狀選擇適合自己的步行方法才可以達到事半功倍的效果。坐在辦公室的上班族在工作的五天中，步行三天就可以預防疾病了，但是一定要記住，堅持才會有成果！

日本某健康機構經過試驗證明，走路快的人比走路慢的人更不易老化。此外，快速步行還可以鍛鍊身上的肌肉，使人姿態優美。在上面我們就已經說過：步行是需要堅持才會看到成果的。所以以為自己年紀輕，等老了再鍛鍊的想法是不對的。從現在開始鍛鍊是預防疾病，等老了鍛鍊就是輔助治療疾病了。所以我們還是從現在就步行鍛鍊吧，不要等以後疾病纏身時後悔莫及。

在公車上可以做一套隱性的放鬆運動

在上班高峰期，你可以看到無論是公路上，還是公車裡都是人。而上班族們大部分選擇的交通工具就是公車，經濟實惠。可是當我們在等車時往往都是愁眉緊鎖，為人貼人擁擠的大眾交通工具而發愁。

吳小姐每天擠大眾交通工具弄得她面容憔悴。對她而言，擠大眾交通工具就是一場戰役，得到座位的就是真正的勝利者。所以吳小姐從上班到下班都是坐著，彷彿站著對她來說就是失敗一樣。可是最近吳女士身體很不舒服，總感覺腰腿疼痛，於是就去醫院，醫生叮囑吳小姐多鍛鍊一下身體，實在沒時間可以在公車上做運動。其實吳小姐沒什麼大病，只是太缺乏運動了。其實公司離家遠沒時間做運動，可以選擇在公車上做些隱性的運動。

在當今快速發展的社會，像吳小姐這樣沒有時間運動的上班族比比皆是。這樣快節奏的生活帶給人們益處，還會帶來健康隱患。在前幾小節我們已經細數了不運動的危害，這一節我們就介紹一下如何利用乘大眾交通工具的時間運動：

一、邊運動邊等車。在等車的時候，挺直站好，挺胸收腹，採用腹式呼吸法，也就是肚皮收縮時呼氣，肚皮放鬆時吸氣，這樣可以使小腹脂肪燃燒並祛除腹脹。

二、坐著時墊起腳尖。當你有座位時，使大腿和小腿形成九十度直角的弧度，接著踮起腳尖，再放下，重複下去可以使小腿和腹部得到鍛鍊。

三、站著時抓住吊環。當你沒有座位時，可以用雙手反覆握緊鬆開吊環，這樣可以鍛鍊手臂。但是如果沒有吊環，可以手扶著欄杆，然後反覆抬放腳尖，這可以鍛鍊小腿。

如果你按照以上的動作去鍛鍊，想要長肉都是難上加難的。可是幅度略微有點大，若是你不好意思去做的話，可以參考一下下面幾個隱性的放鬆運動：

一、閉上眼睛轉眼球。閉著眼睛順時針轉動幾次，逆時針轉動幾次，再睜開眼睛向外遠望。這樣可以緩解視覺疲勞、保護視力。

二、全身放鬆。先後放鬆頭部、頸部、上肢、腹、背、四肢。然後再倒過來做，重複幾次，可以達到緩解疲勞的效果。

三、聳肩運動。挺胸抬頭，反覆向後聳肩並恢復，這樣可以預防頸椎病（頸椎關節退化）、肩周炎。

四、握放手指運動。雙手掌心向上平放在大腿上，然後握緊雙手，再依次按順序伸開手指。重複多次可以緩解手部疲勞。

對於多數上班族來說，公車是出行的主要交通工具。與其在公車上玩手機聽音樂，不如好好利用這段時間鍛鍊一下身體。採用以上這些隱性放鬆運動，使你在無傷大雅的動作中擁有美妙婀娜的身姿和健康強健的身體。

很多上班族認為擠大眾交通工具很痛苦，但是對於肥胖人士，擠大眾交通工具是靈丹妙藥。在公車上做運動可以達到減肥的目的，擠大眾交通工具也是可以的，它是一項混合型運動。在擠大眾交通工具的過程中，你在無形中鍛鍊了瑜伽、平衡木、跑步和其他一些體育項目。若是每天擠大眾交通工具，你說你能不瘦嗎？

開車塞車時，可以試試活力健身操

開車在大都市中馳騁可能並不是一件多麼熱情澎湃的事，沒完沒了的紅綠燈和上下班高峰期的塞車會讓你頭痛不已。除了在駕駛室裡焦急的等待，別無他法。其實你可以利用這個時間試試活力健身操，不僅能緩解疲勞，還可以使焦躁的心情平靜下來。

王先生是某計程車公司的司機，在行車的十年中，從未感到體力不支、全身疼痛。因為王先生深知計程車司機的職業病對身體的危害，所以在開車時無論是遇到紅燈或是塞車，他都不急不躁，邊聽音樂邊活動活動筋骨，經過一天中不斷的活動，他的身體也在不斷的緩解疲勞，因此那些職業病都不曾和他碰面。案例中的王先生十分聰明，利用塞車時間放鬆身體，既沒有耽誤賺錢的時間，又遠離了職業病。

隨著經濟的高速發展，上班族的收入也是與日俱增，不少上班族已經擁有了自己的車。他們摒棄了大眾交通工具和步行，殊不知，長期開車對身體也是有損害的。在開車過程中大腦要高度集中，還要眼觀八方、耳聽四周，這些都使上班族們的精神處於高度緊張狀態中。尤其是頭部，需要不停的注意前後左右，加上上班時頭頸部所承擔重力，肯定痠痛不已。但是，你是否有想過在塞車時活動鍛鍊一下你的頭部，緩解一下疲勞？

一、慢慢將頭部壓低至你能承受的極限，維持在這個狀態下，呼吸幾秒鐘，再恢復到初始狀態。

二、慢慢將頭部後仰至你能承受的極限，維持在這個狀態下，呼吸幾秒鐘，再恢復到初始狀態。

三、慢慢將頭部向左轉至一個最舒適的位置，維持在這個狀態下，呼吸幾秒鐘；再向下轉動至最疼痛的地方，維持在這個狀態下，呼吸幾秒鐘。向右轉同於向左轉運動。

上班族在開車遇到塞車或紅燈的情況下就可以透過採用以上方法緩解頭部疲勞。當然，如果讓車裡飄揚著輕鬆的音樂，再使用以上方法是最好不過了，因為輕柔的音樂可以讓你全身自然放鬆。上面介紹了緩解頭部疲勞的方法，下面就介紹一下如何在塞車時緩解四肢及腰部的疲勞。

首先，打開舒緩的音樂，放鬆全身。

然後，自然坐直，挺胸收腹，伸出左手掌輕砍右邊整條手臂，再用右手輕砍左邊整條手臂。

接著，輕輕的按摩，從膝蓋到大腿，再到臀部，腰部，動作要緩慢。

最後，自然坐直，雙手平放在方向盤上，依次挺胸、挺腰、收腹，雙肩後展，保持這種狀態十多秒，並重複多次即可緩解腰部疲勞。

上班族在工作時已經使腰部僵硬八個小時了，如果開車上下班還要給腰部施加壓力，相信不久就會躺在醫院的病床上了，所以做個珍愛自己的人吧。一個真正懂得養生的人，一定可以利用生活中很多零碎的時間鍛鍊自己的身體。

如果你在開車時感到肩膀痠痛，可以利用塞車的時間做個肩膀運動。自然坐直，將你的左手搭放在右肩上，盡量將頭向左扭動，再將右手搭放在左肩上，頭部動作相反。除此之外，還可以用左手輕拉右手臂，右手輕拉左手臂。這兩種方法都可以緩解肩膀疲勞。

大霧天出門請戴個口罩

霧景很美，因為它讓這個世界變得朦朧、神祕。可是人們在霧天驚喜興奮時，卻忽視了它所帶來的健康隱患。霧天多出現在清晨，而這也是上班族出行上班的時刻，所以小編提醒各位：大霧天戴個口罩吧。

還記得「倫敦霧霾」事件嗎？在一九五二年看似很平常的日子裡，英國倫敦死了四千多人。這到底是為什麼呢？在冬季倫敦需要燃燒大量煤來取暖，加上工業排放的煤煙粉塵和溼氣一起累積在大氣層中，使煙霧籠罩著整個倫敦城，並且由於沒有風，煙霧根本無法驅散。就在這幾天，倫敦醫院裡擠滿了呼吸道疾病患者。這個事件值得每個人去注意，具有朦朧美感的霧真正的面目是「毒藥」。

上班族在遇到霧天的時候務必要戴上口罩，因為一些有毒物質、塵埃或病原微生物可以溶解在霧氣中。此外，在霧氣中還有很高濃度的二氧化碳，這些二氧化碳是夜間排放，被霧氣壓在低空中的，大量吸入會使人供氧不足。戴口罩可以把毒霧阻擋在外面，從而使人體免受侵害。其實霧的危害還不僅如此，現在就讓你見識一下：

一、對工業的危害。霧的吸附性很強，所以在霧中的有害物質含量很高，其中吸附的二氧化硫、硫化氫等汙染物可以使金屬腐蝕，減少金屬器件的使用壽命。

二、對工業的危害。在有害霧中，蔬菜水果會生長斑點，並加快黴菌繁殖，造成果實減產。

三、對人體的危害。大氣的汙染使霧凝結，因此呼吸了有害霧後，容易導致鼻咽炎、支氣管炎、肺癌。

知道了霧氣的嚴重危害，相信上班族們在霧天不會不戴口罩了。可是光有這種意識，是遠遠不夠的，就像上戰場的士兵不會用槍。所以我們要學習如何正確佩戴口罩，請看下面幾條建議：

一、戴口罩前要保證雙手清潔，然後按照包裝說明佩戴口罩，不要讓臉部與口罩之間有縫隙，否則有害物質會被吸入體內。

二、戴口罩時嘴和鼻子都要遮蓋住，因為空氣進入人體主要透過鼻子。

三、口罩最好多預備幾個，因為人體呼出的氣體或汗液會使口罩變溼，變溼後的口罩無法抵禦有害物質。

四、不能長時間戴口罩，時間太長不利於人體自身抵抗力。可以時常到空氣汙染和人流少的地方摘下口罩呼吸一下新鮮的空氣。

當今社會，隨著經濟的發展，人類向大自然中排放的有害物質也是越來越多。而本來潔淨的霧也變成了有毒物質，我們人類也是報應不斷，在一次次天災中不斷死亡。當然，這也是自食惡果、罪有應得。但是在具有毀滅性破壞的天災沒有到來之前，我們人類應該反思自我，是否可以為了錢而不要生命。

在遇到大霧天氣時，最好不要去空氣不流通的公共場所。在家中或辦公室中也要補充適量的水分，保護我們的呼吸道黏膜。此外，在霧天盡量不要到戶外去鍛鍊身體，因為在霧天大氣壓比較大，空氣溼度也很大，運動後的汗液無法排除體外，容易導致心臟病、高血壓、呼吸系統疾病等等。

冥想也是不錯的放鬆「養心功」

「冥想」一詞來源於拉丁文中的「meditare」，這是在美國盛行的一種鍛鍊方法。在當今的職場中，腦力勞動者占大部分，在強大的壓力和繁重的工作下，人體無法得到充分的休息和能量，從而使身體組織的物質和能量代謝不均衡，這種不均衡會破壞人體的健康。然而，冥想可以使我們的大腦得到放鬆，促進細胞的新陳代謝。

生活在大都市，人們在工作和生活上往往會有很大壓力，這種壓力使人變得浮躁冷漠。每個人都活在面具之下，笑容滿面下其實是一顆冰冷寂寞的心。然而冥想不僅有利於人體的健康，還可以使人修身養性，平靜內心。在下面，我們介紹了冥想的好處，正在迷惑的上班族可以了解一下：

一、可以緩解壓力。一般情況下，冥想者的內心比較容易快樂平和。因為長期冥想，可以放鬆大腦的壓力。一些學者證明，冥想可使人體的大腦得到訓練，在消極、過度激動面前重建平衡，恢復平和心態。

二、可以預防疾病。相關研究顯示，如果冥想者的技術越是高超，他的免疫功能越好。冥想可以預防多種疾病，包括心臟病、高血壓、前列腺疾病，還可以減輕愛滋病、癌症等疾病帶來的痛苦。

事實上，冥想並不是一件非常難的事情，方式也是各式各樣，這是每個人都可以使用的修養身心的方法。我們可以從下面的方法中挑選出一個或兩個加以學習就可以了。

一、呼吸法。呼吸是冥想最根本的方法，它可以調節自律神經、鎮定精神，使我們的內心平和、深沉。正確做法為：首先自然挺直並舒展背部，放鬆肩膀；然後自然放鬆胸部；接著呼出氣體，再用鼻子慢慢吸入空氣；最後收緊身體中的一個重心點，結合腹部用力把體內的氣體推出。

二、雜念法。所謂雜念法就是將心中的雜念排除。首先需要端正姿勢，進行幾次深呼吸，然後把你心中所煩之事列入腦海，盡情的去想你與所煩之事的種種一切。當你把所煩之事都想澈底後，你會發現自己思路清晰，並認為那所煩之事沒什麼大不了的，腦海中雜念也就銷聲匿跡了。

三、凝視法。這種方法是凝視一件略微搖動的物體，進入冥想狀態。可以是搖動的燭光、被風吹動的樹葉，還可以是飄動的雲朵。凝視到事物模糊就可以了。

四、沉思法。近些年，有國外醫學專家表示，沉思可以預防癌症、心臟病等多種疾病。具體做法為：背靠在椅上，讓身體處於一種舒適的狀態，閉目遐想一些愉快經歷，包括美麗的風景或是遼闊的海洋，讓大腦遨遊在奇妙的幻想之中。

經常低頭伏案、敲打鍵盤的用腦一族，你們的大腦已經承受不了那麼沉重的壓力了，它正在超負荷運轉。放下你手中的筆，停下正在打字的手，閉上雙眼，浮想聯翩，讓大腦飛翔起來吧！

事實證明，沉思法十分有利於靜養保健，有些人發現沉思冥想可以有效治療對老年性高血壓、冠心病、神經衰弱症等疾病。它已經成為了一種治病方法。當然長期沉思冥想對身體健康的人也是大有益處的，不僅可以緩解壓力、消除疲勞，還可以提高人體抵抗力，預防疾病。

第三章

把健康「濃縮」在工作中，做職場的「不倒翁」

微笑，給自己的健康和事業加分

經常笑，就可以年輕十歲。微笑的威力真的會有如此之大嗎？目前還沒有考證，但是，微笑的魅力確實很大，可以給你的健康和事業加分。

喬治是一位七十多歲的老人，在十年前他被確診為癌症，但是今天他卻活得很自在。十年前，身患癌症的他在醫院看到比他還年輕的病友一個個離去，心裡很難受，於是他決定離開醫院，回家養病。醫生並不支持他，因為他的病情十分嚴重，可是，過了十年，他再次來到醫院做檢查，醫生很驚奇的發現他的癌細胞差不多全部消失了，只有一些陰影。大家都問他祕訣是什麼，喬治說就是每天都很開心，每天都微笑。如果你認為喬治是在騙人，那就錯了，因為微笑和樂觀真的可以把人從死亡線上拉回來。經常微笑，可以提高自身的免疫系統，讓癌細胞無處可藏。

當然，這只是微笑的作用之一。疲憊不堪的上班族來到了公司，首先想到的就是令人煩惱的工作，然後皺起眉頭邁進公司，一天下來也沒露個笑臉。不僅流失了良好的人際關係，還斷送了保健美容的機會。下面讓我們看看微笑還有哪些好處：

一、笑可以止痛。嗎啡可以讓傷痛的病人減輕疼痛，但是含有毒素。而笑可以啟動人體內的內啡肽（腦內啡），經過循環系統被運送到受體部位，對人體起到止痛、麻痺神經的效果，是一種沒有副作用的止痛劑。

二、笑可以美容。人的情緒會影響人的皮膚。當人在笑時，皮膚會增強抵禦發炎、生成膠原蛋白的能力，使人的皮膚光彩照人。

三、笑可以減壓。當代上班族的壓力越來越大，導致身體也出現了不良反應。然而經常笑可以抑制皮質醇和腎上腺素，讓身體放鬆下來，從而緩解壓力。

四、笑可以傳染。壞情緒可以傳染人，好情緒也是具有傳染性的。當你走進辦公室對每一個人綻放友好的微笑時，別人也會微笑起來。這不僅會使你一天的工作都沉浸在愉悅中，還增進了你與同事間的人際關係。

笑可以帶來這麼多好處，我們為什麼不每天開懷一笑呢？戴著愁苦的面具會讓你越來越醜，越來越冷漠。現在卸下你的面具，跟著我們一起訓練笑容吧！

一、對鏡微笑。在早上起來或是晚上睡覺前，對著鏡子微笑。眼睛看著鏡子中微笑的自己，是不是更加美麗動人了？是不是和愁眉苦臉的感覺不一樣？持續下去，你會愛上微笑的自己。

二、幸福微笑。下班後，選擇一個空氣清新、寧靜安逸的地方，怎麼舒服怎麼坐下，然後展露笑容，閉上雙眼，搜尋腦中一切美好的詞彙，在心裡默唸「我是幸福的、快樂的」，重複幾分鐘，心情就會大好。

三、幽默微笑。幽默的語言可以讓我們開懷大笑，所以利用幽默這一點，我們也可以找到微笑的方法。透過經常看一些幽默的笑話或小說，經常處在充滿笑聲的人群中，都可以達到這個目的。

在現實生活中，確實有些人已經不會微笑了，他們笑起來會感覺非常的不情願。這是由於長期不笑使臉部肌肉僵硬的結果。但這都無所謂，只要你每天練習微笑，總有一天你的笑容會美麗自然，你也會越來越愛笑，越笑越美麗！

笑有益於身心健康，但是要注意，有些笑容的背後卻隱藏著各種身體的疾病。例如：假笑要小心患上了憂鬱症，痴笑有可能是患上了精神分裂症，苦笑有可能患有破傷風，傻笑有可能是智力低下。

遠離辦公室中N個「不乾淨」的地方，避免汙染「內環境」

辦公室的整潔與美觀對於公司來說是十分重要的，員工們每天都要去打掃愛護好這個「面子」。可是，你真的打掃乾淨了嗎？看似潔淨的辦公司其實隱藏著很多健康毒手，那些微不足道的小地方可能根本引不起你的注意，而它們也正是各種致病細菌的所在。

作為上班族，每天行走在潔淨的辦公室中，根本無法相信辦公室竟然如此的「不乾淨」。我們通常把地面、廁所打掃的乾乾淨淨，殊不知，僅僅桌面上的細菌就比廁所的多多了。這樣看來，辦公室不是一個久留之地，存在的健康隱患足以讓上班族們擔驚受怕。其實，不要太過慌張，只要我們找到辦公室中這些「不乾淨」的小地方，加以清潔就可以了。現在我們來細數一下這些「不乾淨的」小地方。

一、門把。門把就像錢一樣，每天出入公司的同事、客戶、送外送的人等都會摸到門把。每個人手上都會因為接觸不同的食物沾染上不同的細菌，所以門把上的細菌品種最繁多。

二、地毯。地毯具有細菌迅速繁殖生長條件——溫度和溼度，所以看似薄薄一層，沒有灰塵，細菌確實非常之多。

三、飲水機。在辦公室中，一般上班族的飲水管道都是透過飲水機。可是很多人不知道飲水機反覆煮開的水會產生「千滾水」，而這「千滾水」中有很多有害物質，包括重金屬、砷化物等，長期飲用就會傷害我們的腸胃。此外，如果不經常清洗飲水機的內膽，會繁殖大量細菌和蟎蟲，毒害我們的身體。

四、電話。在有些辦公室中，可能每個人都有屬於自己的電話，但是有些辦公室就只有一兩個電話。如果每個人都使用一個電話，在聽筒上就會有很多人的口水，撥號鍵會被很多隻手觸摸，聽筒也會被很多人的耳朵貼服，電話也就成了細菌滋長的好地方。

五、辦公桌。辦公桌的檯面上看似一塵不染，但是每天都會有很多塵埃落到辦公桌上，加上各種文件、報紙上的細菌，辦公桌上也繁殖著很多細菌。

六、辦公設備。辦公設備包括電腦、影印機等一切辦公用具。每天我們都在接觸著它們，如果你在電腦桌前吃東西，就有可能使鍵盤、滑鼠滋長細菌。而對於影印機，在運行時會產生臭氧、煙霧狀物質和氯氧化物，使人易患肺炎或支氣管炎。

面對這些汙染，我們不要恐懼。我們已經把它們揪出來了，再去消滅它們就易如反掌了，具體方法請參照下面建議：

一、開窗換氣。打開窗戶，可以把辦公室內的有害氣體稀釋掉，更換新鮮的空氣。

二、勤洗手。進出門摸完門把、飯後、如廁後都要仔細清洗自己的雙手，避免細菌交叉感染。

三、勤消毒。辦公桌上的用品、飲水機、地毯或是拖把都要定期用消毒水或煮沸水進行殺毒消菌，此外，盡量不要在辦公桌前吃食物，以免食物殘渣滋長細菌。

辦公室相當於上班族的「第二個家」，在這個「家」裡的舒適程度決定你的健康狀況，所以要用心去愛護。

很多辦公室中都種有綠色植物，一些人由於方便就會把菸頭或剩餘茶葉倒入花盆中，其實這些油性物質容易使植物爛根、生蟲，久而久之就會發酵，氣味十分難聞。此外，在替植物澆水時一定要適量，水過多會生成水垢或綠苔，影響空氣品質。

枸杞茶、參茶、花茶、綠茶……辦公室中的指定飲品

蘇東坡的「從來佳茗似佳人」這句詩，竟把茶比喻成了美女，可見古代人們對於茶的喜愛是非常深的。隨著歷史的推移，喝茶的習慣還是被保留了下來。

在當代社會，茶葉不僅是只供自己品味的家中良品，也是禮尚往來的必備佳品。茶葉除了自己喝，也可以款待客人。為什麼它會如此的普及？主要原因應該是它的養生作用。上班族八個小時坐在辦公桌前未免會出現多種症候群，但是如果你可以針對自身情況，選擇一款茶葉長期飲用，一定會有意想不到的收穫。現在我們來看看一些茶的功能。

一、枸杞茶。長期飲用枸杞茶可保持我們的青春與活力，還可以美容養顏。如果你經常咳嗽、虛勞精虧、排便不正常、患有眼疾都可以經常飲用枸杞茶，沒有副作用。此外它還可以滋補肝腎、溫暖身體。但是要注意，如果你正患感冒發燒、發炎或者經常腹瀉

就不要飲用此茶了。

二、綠茶。幾乎每個人都喜歡喝綠茶，因為綠茶的保健功能特別多。茶葉含有茶多酚、咖啡鹼、脂多糖、茶胺酸等物質，在它們進入人體後，會產生很多作用。例如：可以預防心血管疾病、防治癌症、防治輻射傷害、美顏護膚、燃燒脂肪、護齒明目等等。

三、花茶。飲入花茶，滿口飄香。花茶不僅香氣襲人，還有很高的藥用價值。經常飲用花茶，可美容潤膚、除燥明目、排毒養顏、調節內分泌等等。不同的花茶會有不同的作用，但是常喝會有副作用，所以要根據自身體質來選擇合適的飲品，最好是在醫師的指導下選擇花茶。

四、參茶。參茶也是一種保健茶，一般常用於中老年人飲用，解渴還養生。常喝參茶可以防止細胞老化，增強人體免疫力。此外，還可以預防癌症和腫瘤。

很多人對喝茶的好處都有一定的了解，但是不正確的喝茶方式，會讓「保健品」變成「毒品」。所以，介紹完喝茶的好處，我們來看看怎麼正確喝茶。

一、第一泡茶不要喝。因為茶葉上會留有很多在種植時和製作時產生的有害物質，他們會停留在茶葉的表面，所以，第二泡茶才是最健康的。

二、不空腹喝茶。空腹喝茶，人體吸收茶內物質後，會出現頭暈、心慌、四肢無力、頭痛等現象。

三、飯後不立即飲茶。飯後喝茶，會稀釋胃液，影響消化功能。此外還會影響蛋白質和鐵的吸收，增加體內的有毒物質和致癌物，最好是飯後一小時再喝茶。

四、感冒發燒不要喝茶。喝茶會使人精神興奮，而在發燒時喝茶，會增高病人的體溫，不僅起不到保健的作用，還會使病情更加嚴重。

只要記住這些小細節，就可以喝出一個真正健康的身體。上班族坐在辦公室裡，不停的敲擊著鍵盤絕對不是一件好受的事情。給自己買個漂亮的杯子，帶著淡淡飄香的花茶，泡出一個愉悅的心情吧！

在市面上，我們經常可以看到綠茶護膚品，這些護膚品一般具有祛痘控油的效果，這是沒錯的，因為綠茶中含有茶多酚。但是茶多酚在空氣中很容易就會揮發掉，從而失去其應有的功能，所以要是使用綠茶護膚品，就要選擇當年新製的。

學學坐著的隱性放鬆術

在辛苦工作一天後，你還想放棄溫暖的「愛巢」到健身房去鍛鍊身體嗎？那就是自己和自己過不去。其實，你只要學會在辦公室裡坐著做些隱性放鬆術就完全可以放鬆身心，以靜制動，而且還不易被上司發現。

現在人的生活不得不說壓力越來越大，稍不注意，就會斷送我們的健康，所以減壓、緩壓變成了當代的熱點話題。而放鬆術完全可以幫助我們，索回屬於我們的健康，其要訣就在於「靜」、「鬆」二字。在安靜的辦公室裡還要保持寧靜的內心，正確的放鬆方式不僅可以緩解我們的壓力，還有益於我們的身體健康。現在我們來看看放鬆術的具體好處：

一、有益於人體的神經系統。在壓力面前，神經系統會一直處於高度興奮的狀態，透過放鬆訓練能夠使人恢復平和的心態。

二、有益於保存能量。人體在緊張的狀態下工作時，會增加身體對能量的使用，從而使身體更容易疲勞；而透過放鬆術，使人恢復平靜狀態後，消耗的能量會明顯下降。這樣一來，我們的身體就得到了更好的休息。

三、為其他心理技能訓練做鋪墊。壓力很大的人們，經常伴有焦躁、厭煩的不良情緒。在這種情況下，無法進行別的心理訓練。所以在任何訓練之前，都要做放鬆訓練，因為達到一個平和的心態是最基礎的技能。

四、有助於睡眠。工作經常感到有過大壓力的人，會經常伴有緊張性頭痛，睡眠品質會非常不好，但是透過放鬆訓練就可以緩解頭痛問題，從而提升睡眠品質。

隱性放鬆術不僅有很多對身體積極的作用，做法還非常的簡單。是每一位上班族不得不掌握的技能。現在我們就來學習一下：

一、深呼吸。自然坐直，閉上雙眼，用鼻子深深的吸進一股空氣，讓空氣停留在腹部幾秒鐘，再慢慢的呼出，連續重複幾次即可。但是在這個過程中，吸氣、呼氣一定要有節奏感，不要著急。每到緊張或壓力過大時就可以採用這種方法。

二、轉動眼球。這樣可以放鬆眼睛、保護視力。自然坐直，閉上雙眼，然後分別按照順時針和逆時針的方向轉動十次，睜開雙眼後要向窗外的遠處眺望幾分鐘。

三、放鬆全身。將身體的每個部分按照從上到下和從下到上的順序逐漸放鬆，先是頭部、脖子、肩膀、手臂、手指、胸腹部，後背、大腿、小腿、雙腳，然後再倒過來放鬆雙腳、小腿、大腿、後背、腹胸……連續重複多次可緩解全身的疲勞。

以上隱性放鬆術無論是在辦公室中，還是在家中、上下班路上，都可以做一做，它對地點沒有任何要求。在工作時如果感覺累了，就停下來，放鬆一下自己吧！以免過度勞累影響工作和身體健康。

在做這些隱性放鬆術的時候，一定要先靜下心來，切勿心存雜念，這樣才能讓自己澈底放鬆下來。如果內心不靜，做什麼放鬆術都是徒勞的。在做完放鬆術後不要馬上睜開眼睛，一定要慢慢睜開，然後看著一個定點，再環視周圍。

休息時做做無傷大雅的小動作

網路改變了世界，也改變了我們的生活。我們的工作幾乎都離不開它。再加上工作任務的加大，我們幾乎無時無刻不在使用電腦，它成了我們形影相隨的夥伴，但是和它在一起的代價是慘重的。多少上班族人士經常腰痠背痛，又有多少上班族過勞死亡，你知、我知。為了悲劇不再重蹈覆轍，我們在平時工作休息的空檔就要學一學無傷大雅的小動作。

有了先例，我們就要聰明一點，不要等悲劇發生了再追悔莫及。不要說：「我沒有時間。」請問你完成工作的時候在做什麼？吃完飯了在做什麼？時間無處不在，我們鍛鍊身體的時機也是隨處可見的。利用好這些時間，你就可以省下很多醫藥費。現在我們先來學學如何在辦公室中做運動，來緩解一下僵硬的軀幹：

一、深呼吸。先做做擴胸運動，這個我們在學校裡就學過了。然後進行胸、腹式呼吸。這些動作可以消除體內的廢氣、安定神經，改善大腦疲勞。

二、頭頸部。頭部分別按照順時針和逆時針的方向旋轉，重複幾遍；接著左右搖頭，再點點頭，重複做幾遍即可。這些動作可以緩解頸椎的疼痛。

三、肩膀。自然坐直，以肩頭為軸分別向順時針和逆時針方向轉動十多圈。然後舉起一條手臂，使它向另一邊壓下去，另一條手臂則盡力向下拉直，手掌放鬆，交替做幾次。這樣可以促進肩膀和臂膀的血液循環，消除雙肩的疲勞。

四、腰部。自然坐直，將雙腳放在某個固定物體下面，然後雙手疊加放在腦後，身體向後傾至最大限度，再恢復，反覆做幾次。此外，還可以將雙手撐於腰部，腰部分別按順時針和順時針的方向旋轉，這個動作也要重複做幾次。這樣可以改善腰部僵硬的狀況，保持腰部健康。

運動的方法萬變不離其宗，看起來各式各樣，其實就是讓身體透過不同的方式動起來。上面的動作是針對在辦公室時的短暫休息的，方法比較簡單，而且動作幅度也不是很大，下面我們要介紹的是午餐歸來在室外的運動。

一、深蹲運動。自然站立，雙腳岔開，然後將左腿橫向跨出一步，右腿不動；雙臂抬起做環狀，然後平穩蹲下，上半身要保持直立的狀態；這個動作要堅持十幾秒，然後再慢慢起來，重複幾次即可。達到身體的極限後就不要做了，此後每日增加深蹲的次數和數量。

二、健身器材。關於健身器材的鍛鍊，我們可以選擇太極推手器。身體自然站直，雙腳岔開，蹲成馬步；然後將伸開的雙手放在兩個推手器上，注意雙手必須放在同側上；接著搖動轉盤，下身要保持不動，搖至最右邊，右腿弓步，搖至最左邊，左腿弓步，分別保持幾分鐘然後再重複做。這樣可以緩解肩膀和手臂的疲勞。

三、光腳走健康步道。這個運動的前提是天氣足夠的溫暖。午餐後，有條件的話，我們可以光著腳在光滑的小石頭上走一走，因為人體的腳底有很多穴位，石頭可以代替手做個足底按摩。

四、走路或慢跑。步行的速度控制在勻速就好了，走路和慢跑不僅可以使全身的肌肉得到放鬆，還可以增強心肺功能。

據說正值中午時和下午四點以後是運動的最佳時間，可是這對於上班族來說，下午運動是不可能實現的，所以我們只能利用午餐歸來的這段時間。在不影響工作的前提下，適當的運動一小下就可以達到很好的健身效果。

在這裡需要注意一下，在進行中午運動前，一定要吃午餐或者吃個水果、零食。此外，運動歸來後，不要大補特補，因為人體在運動後，對食物的吸收能力變得特別大，若運動回來還吃很多東西，就會越健身越臃腫，讓人得不償失。

把瑜伽的體式運用到工作中

隨著瑜伽運動的興起，很多人都對瑜伽有了一定的了解。很多上班族為了身體的健康，在工作之餘去瑜伽館練習瑜伽，可是這樣會花費很多時間，對於有家庭的人士來說，十分不現實。所以學習一下在工作時的瑜伽吧，在工作的同時保持了完美的身材。

上班族在辦公室工作就是一整天，各種職業疾病也都找上半身來，例如：「滑鼠手」、頸椎病。而瑜伽是解救久坐上班族的首選運動。但是讓繁忙的上班族按時去瑜伽館練習瑜伽是不可能的，其實坐在辦公室，也可以隨時練習瑜伽。在工作的同時，緩解疲勞、減輕壓力是可以辦到的。我們的練習道具就是辦公桌和椅，這項運動對人體的柔韌性要求不高，而且半個小時左右就可以做完，所以，辦公室瑜伽是每個人都可以鍛鍊的一項運動。在練習瑜伽前，需要注意以下幾點：

一、在練習瑜伽時，調節呼吸非常重要，任何體式都要求呼吸要深沉、緩慢。

二、在做所有瑜伽動作時，身體都要放慢速度。

三、在練習瑜伽時，如果內心波瀾起伏是無法受益於身心的，在整套運動中都要調節、控制自己的精神、身體和心智。

四、練習瑜伽前，可靜坐一會，調節一下內心。

五、練習瑜伽前，身體上半身一定要保持挺拔、放鬆、舒展的狀態。

六、瑜伽的動作不可能做一次就可以完全適應，要多做練習才可以。

七、在練習瑜伽時，動作達到自己的最大限度就可以了，避免身體受到傷害。

八、在辦公室準備一雙平底鞋，穿著高跟鞋不能做瑜伽。

領會了以上要領，練好瑜伽就不是一件很難的事情了。瑜伽不僅可以預防慢性疾病，消除壓力，還可以修養身心，提升氣質，對於身材的保持與塑形也是很有幫助的。上班族在感覺勞累的時候可以這樣做瑜伽：

一、蓮花手印。擺好坐姿（右腳上抬，腳跟向後抵住會陰，左腳伸向前面，腳背繃直），擺好手姿（蓮花手印），緩慢吸氣，雙手抬過頭頂，維持幾分鐘後，再緩緩放鬆下來。這個動作可以鍛鍊到上肢和下肢，使身體得到放鬆。

二、鷹式。坐在椅子上，雙腳平放在地面上，左腳繞過右腿的前方，腳尖反勾住右腿，左臂置於右臂下，反轉手臂使手心相對，堅持一段時間後，左右交換做。

三、後合掌式。自然坐直，雙手合掌緊貼後背，向內翻轉到指尖朝上，緩慢呼吸，合掌雙手向上抬起，最好接近頭部後方，堅持幾分鐘後，放鬆即可。

上班族經常練習這三個動作還可以塑造手臂和胸部的曲線，這就是健康、塑身兩不誤。在充斥著欲望的都市，隨時以平和心態面對這個社會，放鬆身心，享受和諧、靜謐，可以重拾積極向上的工作態度。

工作太忙，無暇鍛鍊身體，身體就會出現一個接著一個的游泳圈，午餐後、休息時、疲勞時，做做瑜伽，不僅可以緩解身上的壓力，預防多種慢性疾病，長期堅持下去，還可以減肥瘦身。

按摩幾處穴位化解工作疲勞

當代社會，人們的壓力越來越大了，可是腰包卻越來越鼓了。看著銀行存摺裡的金額越來越高，心情自然大好，可是日趨疲憊的身體用金錢是換不來的，所以在工作中化解疲勞是非常重要的。

想要在這個社會上生存下去，就必須要跟上社會的節奏。想要跟上社會的節奏就要跟上工作的節拍，慢半拍的選手注定會被更優秀的選手排擠出局。自然法則亦是如此，勝者為王，敗者為寇。所以我們一定要擁有健康的身體，才能勝任工作。可是工作之中，避免不了會出現腰痠背痛、疲勞睏乏的狀況，我們如何去解決這些問題呢？教大家一個妙招，按摩。按摩不會花費很大力氣，只要精準就可以了，所以無論男女都可以體驗一下。在這之前，我們先做一下準備工作：

一、安靜的環境。按摩時首先應該讓身體處於一個放鬆的狀態之中，所以選擇一個空氣新鮮、寧靜溫暖的地方是最好不過了。此外，在這之前，先沖個熱水澡讓身體的穴位對按摩更為敏感。

二、適當的飲食。按摩前要保證讓肚子處於既不飢餓又不脹飽的狀態之中，否則按摩起來會很難受。還有不要在按摩的時候吃東西，因為此時的血液流速比較快，胃部消化食物的時候會使血液快速向胃部集中，容易導致胃病。

三、正確的補水。準備一些冷開水或者果汁就可以了，不要飲用茶葉和咖啡，因為它們會使你越來越有精神，然而按摩需要的是安靜的氣氛。

四、輕柔的力度。按摩時，動作不要時快時慢，要有節拍。在按摩穴位時，速度掌握到和自己心跳的速度差不多即可。整個按摩過程中，力度要有轉變，從輕柔到逐漸加重，然後再緩和。

想要透過按摩來緩解身體的疲乏，就要掌握以上要領，可以說，前面的準備是十分重要的。準備沒做好，接下來所有的按摩工作都是徒勞的。現在我們來學習一下按摩哪些穴位可以緩解疲勞。

一、太陽穴。按摩這個穴位可以有效緩解眼睛的疲勞和頭部的疼痛。找到穴位後用拇指輕輕按摩幾下，然後逐漸加大力度按幾分鐘即可。

二、風池穴。按摩這裡可以使感冒、頭暈、頭痛得到很好的改善，找到穴位用手指壓幾分鐘即可。

三、天柱穴。按摩這個穴位可以加速頭部的血液循環，消除疲乏感。找到穴位用手指按幾分鐘即可。

四、心俞穴。按摩這個穴位可以避免心臟出現不適的症狀，使呼吸順暢。找到穴位用手指按壓上幾分鐘即可。

五、腎俞穴。按摩這裡可以使腰部勞損、背部痠痛的症狀得以改善。找到穴位用手指按壓上幾分鐘即可。

六、足三里穴。如果壓力太大使身體出現了種種不適的症狀，可以按摩這個穴位。找到穴位用手指按壓上幾分鐘即可消除所有不適的感覺。

七、湧泉穴。按摩這個穴位可以有效的緩解身體不適、疲勞睏乏。找到穴位用手指壓幾分鐘就可以恢復身體的活力。

如果在工作之中出現疲勞的狀況，可以按摩這些穴位。但是要注意按摩不是萬能的，目前它還沒有取代醫學醫治的能力。所以，按摩後還是感覺身體十分不適的話一定要去醫院診斷一下。除此之外，大家還要注意不是所有人都適合做按摩，像骨質疏鬆者、皮膚潰爛者、骨折的人等等都要遠離按摩場所。

一般喜歡按摩的人不是追求健康者，就是樂於享受者。那麼想要使按摩變得更加舒適，可以使用一些輔助工具，這樣你會收到不一樣的效果。例如：使用滑石粉潤膚止癢、使用蛋白可以除煩去燥、使用藥酒可以活血化瘀、使用精油可以緩解壓力。很多人喜歡去美容院做按摩，其實不如在家裡，不僅效果明顯，還省去了很多不必要的花銷。

腦力工作者可以學學辦公室清醒操

在大都市中，大部分上班族都是以腦力作為謀生工具的，大腦就是他們的本錢。可是用腦過度，它也會感到累的，大腦長期處於高度緊張的狀態，很容易就會超負荷透支。那麼在辦公室中，腦力工作者不妨學學辦公室清醒操，讓自己的頭腦更加清醒、靈活。

腦力工作者需要大腦一天不停的運轉，長期如此，大腦就會出現「叛逆心理」，使人的記憶力衰退或神經衰弱，甚至是老年痴呆。所以，我們平時就要愛護好我們的大腦、讓身體時刻保持健康的狀態。而對於腦力工作者來說，想要擁有健康的身體主要在於健腦，現在我們來看看如何讓大腦更加健康：

一、氣功。練習氣功，可以促進大腦自身的調節功能，加強大腦自身保健的功能，而且在所有氣功當中，有很多補腦強腦的類別，當然，這種練習最好有高人指點。

二、頤神。不知你有否感覺，當你十分悲傷或緊張的時候，頭部就會痛。這是因為壞情緒會傷腦。頤神養腦，就可以幫助我們掃清這些不良情緒。但是這其中的要點在於修養身心。事事不與人爭、悠然自在、豁達開朗等等這些都是修養身心的成果表現。心胸狹隘、遇事易動怒不僅會損傷自己的身體，還對大腦有損。

三、動指益腦。每一項體育活動對人體來說，都對我們的健康有益，可是這一般都是間接作用的。而手和腦的關係是最為親近的，像書法、繪畫這些活動手的項目非常有益於我們的大腦。

掌握了以上要領並不能馬上解決你的頭腦問題，它是一個循序漸進的過程。此外，上面的方法都不能在工作中施展開來，所以，我們為腦力勞動者們提供了一些可以在上班時做的清醒操：

一、伸腰。一般情況下，腦力勞動者會經常坐在辦公桌前紋風不動，經常保持這樣的坐姿，會導致血液無法正常的循環。所以在工作的同時，不要忘記伸伸腰，促進血液循環，從而緩解大腦供血不足。

二、按摩。如果腦力勞動者在工作時感覺到頭部暈眩或疼痛，按摩保養頭部可以立即見效。首先，伸開雙手，將雙手插進前髮際的頭髮中，往後做梳頭的動作。然後，雙手相對展開，兩手拇指按住太陽穴，剩下的手指從上往下做直線運動。接著，用手反覆揉太陽穴。再做做眼保健操。長期堅持，就可以緩解大腦疲勞。

三、健身。腦力工作者在休息時，可以順著樓梯跑跑步。跑步可以使全身運動起來，促進人體的血液循環，大腦補充足夠的氧氣。

四、倒立：腦力勞動者在休息時，可以找個沒人的地方倒立幾分鐘。因為這樣可以增加腦部的血流量，消除大腦的疲勞狀態。

這些小運動都是十分簡單，輕而易舉就可以辦到的，不要因為覺得麻煩而不採納接受它。你的一個的伸腰倒立就可以讓大腦帶來健康，讓你的工作狀態更加良好，何樂而不為呢？

除了做做腦部按摩，透過飲食也可以達到健腦的效果。有以下幾種食物可供選擇：花生、牛奶、魚類、雞蛋、小米、菠菜、玉米、鳳梨、金針、辣椒、橘子等等。經常食用這些食物都可以促進血液循環、增強記憶力、安神健腦。

體力勞動者如何預防疾病

隨著思想的開放，很多勞動人民放棄了家裡的幾畝田地，來到大城市來工作。他們想透過自己的努力尋找新的出路。但是由於缺乏專業知識和素養，他們一般都從事著體力勞動的工作；在工地搬磚、在搬家公司搬貨物、在別人家中做保姆……他們快樂的工作著，但是一些疾病也在窺探著他們。

體力勞動者主要以男性為主，女性占極少的一部分。體力勞動需要消耗很大的能量和氧氣，所以經常從事體力勞動的人必須身體健壯。但是即使是身體健碩的青壯年，長期進行體力工作，身體也會很容易出現問題的，尤其是椎間盤突出。這種疾病會讓患者感覺腰部疼痛，長此以往，整個下肢就會麻木。那麼，作為一名體力勞動者，我們應該如何才能防止這種疾病，保護好身體呢？

一、定期健康檢查。在從事體力勞動前，到醫院先檢查一下身體是否有先天性脊柱畸形，或突發性畸形，以免在工作中反覆受傷。提前得知就可以讓體力勞動者在工作時格外注意，保護好身體。

二、改善姿勢。如果你習慣彎著腰工作，那你就危險了，因為人在彎腰時，腰椎間盤所承受的壓力非常大，所以如果可以站著工作，盡量不要做彎腰的工作。

三、加強肌肉鍛鍊。體力勞動者要想在工作中確保腰部的安全，在平時經常鍛鍊腰部肌肉是非常有用的，因為發達的腰部肌肉可以使腰部的軟組織免受傷害。

四、儘早檢查治療。如果體力勞動者在工作時患了腿部疾病，一定要儘早去醫院治療，以免耽誤病情，導致更壞的後果。

從事體力勞動，需要充足的能量，能量從哪裡來呢？當然是食物。所以體力勞動者在預防疾病的同時，還應該注意自己的飲食起居。

一、補充勞動消耗的熱量。食物中的碳水化合物、脂肪和蛋白質都可以幫人體提供熱量，體力勞動者消耗的能量來自前兩者，所以在日常飲食中，他們應該多食用富含碳水化合物的食物。含脂肪多的食物可以適量吃一些，可以保持耐力。

二、補充流失元素。體力勞動者在工作時會排出大量的汗液和代謝物，同時使體內流失了大量的水分、無機鹽和多種維他命。人體在嚴重脫水的情況下，工作效率會很低。而無機鹽可以使骨骼肌處於活躍的狀態下，多種維他命也在體內發揮著各種不同的作用。所以，體力勞動者應該在飲食中把這些元素補回來。

三、適當的運動和鍛鍊。每個體力勞動者都有著不同的勞動姿勢，他們只能讓身體的某個部位在運動，身體其他部位是保持不動的。所以為了均衡身體肌肉的鍛鍊，體力勞動者應該根據自己的自身情況選擇一項鍛鍊，使全身的肌肉都可以活動起來。

四、充分的休息和睡眠。體力勞動者工作一天後，會感覺非常疲憊，所以在完成一天工作後，應該充分的進行休息，做做保健操或者按摩，放鬆緊張疲勞的肌肉。

腦力勞動者費的是腦力，而體力勞動者費的是體力，身體沒有足夠的能量和肌肉是做不了體力勞動者的。稍不注意，就會讓你深陷疾病，甚至終身臥床。因此，為了身體的健康，體力勞動者一定要補充營養，加強鍛鍊身體。

生活壓力越來越大，迫使很多青壯年為了生存去從事一些需要高強度體力的工作，這種工作收入很高，但是對人體的健康存在很大的威脅，很有可能失去視力，甚至是生命。比如敲擊金屬，看似沒什麼危險，一旦金屬碎末飛入眼中，就會使眼睛受到不同程度的傷害。所以體力勞動者無論在做什麼工作，都要把自己的健康安全放在首位。

辦公室「水腫腿」，練練減肥操

在現在社會，隨著年齡的增長，體重也在成長已經成為一個不爭的事實。這真的是和年齡相關嗎？為什麼很多名人老了以後依舊可以保持勻稱的身材？這足以說明，肥胖與年齡沒有關係。主要還是在於我們個人。

上班族工作時需要坐在電腦前，一坐就是一整天，這樣很容易造成小腹和下肢肥胖，剛剛發胖時，我們可能會很焦急，但是久而久之，也就習慣了，於是更嚴重的肥胖接之而來，隨後就會隨著時間的流逝越來越肥胖。所以，上班族不能習慣肥胖，在發現一點肥胖的端倪時就要把它扼殺在搖籃裡。那麼我們應該如何撲滅肥胖的「小火苗」呢？當然是做減肥操。

一、深蹲運動。半蹲式就是要求身體半蹲，但是臀部不能觸碰到腳後跟，雙手叉腰，身體的姿勢盡量偏向正前方，頭部向上拔起，重複幾次。這種運動可以鍛鍊到雙腿肌肉以及腰部肌肉，每次動作以四十秒為宜。

二、坐姿擱膝轉體運動。身體正直坐在椅子上，右腿搭在左腿上，用左手按在右膝上，右手扶住椅背，然後盡量向右轉動身體，至最大限度處維持一秒鐘，然後換左邊動作。

這個運動需要重複十幾次。

這兩種是非常簡單的辦公室運動減肥法，身材已經不錯的上班族經常做做這兩種運動，可以讓你維持住美好的身材。但是如果你的小腿已經變粗，腹部已經凸出，就來做做下面的減肥操吧！可以讓你的水腫腿恢復纖細。

一、挺直上半身，抬起腳跟，大腿與地面平行，腳部繃緊，用力拉伸小腿肌肉，維持一段時間後，恢復初始動作，重複十幾次即可。

二、挺直上半身，抬起左腳跟，繃緊腳背，保持一段時間，換右腳動作，共做十遍。

三、起身站直，慢慢向下做蹲的動作，這個動作不僅可以鍛鍊腿部肌肉，還能塑造臀部的曲線。

四、挺直上半身，小腿與地面垂直，在地上放幾本書，腳尖踩在書上，腳跟懸空，這樣可以起到放鬆小腿肌肉的作用。

五、坐在椅子的一半處，身體坐直，夾緊臀部，小腿垂直於地面，抬起腳尖並繃緊腳背。

六、臀部完全坐在椅子上，身體坐直，夾緊臀部，左腿抬至椅面的高度，腳背繃緊，右腳腳尖著地並繃緊腳背。

上班族的愛美人士，想要擺脫水腫腿，想要完美的身材，就利用好上班休息的時間，休息的同時做做減肥操，讓完美的身材重現在你的身上。減肥不可急於求成，欲速則不達，所以每天做幾下，總有一天，你會看到成效的。

上班族除了上班的休息時間，很難抽出空來做運動。所以如果你想盡快恢復迷人的身材，在晚上也要下下工夫。在晚飯後的兩個小時以後做做減肥操，既可以減肥，還能改善睡眠品質。運動後可以吃些食物，但要管好自己的嘴巴，否則就會前功盡棄。

隆乳危害大，不如做些小運動

在物欲橫流的當代都市，很多人認為胸部的大小決定你的事業成功與否。很多女性為了美麗，為了事業去盲目隆乳，靠身材博得更好的職位。殊不知，這種人為的美麗不僅不自然，還會危害我們的身體。

有些女性認為小胸造成求職困難，於是個個都去隆乳，以為這是一種驕傲。胸部大了是好看了，但是它根本不屬於我們身體，再怎麼漂亮也是假的。而且任何手術都有一定的風險因素，隆乳手術是在身上動刀，我們不該如此盲目，拿自己的健康當賭注，如果你真想改變自己，還有別的途徑。在醫學對隆乳手術沒有十足的把握時，不要輕易去做這類手術。也許它會帶來很大的危害：

一、血腫。在隆乳後可能會出現血腫的狀況，解決的辦法只能是取出假體，然後再取出血凝塊。

二、感覺異常。經過隆乳有可能會使皮膚出現異常的狀況，乳頭不能正常直立。

三、矽膠囊假體破裂。隆乳時間過長後，假體很有可能會破裂，一旦破裂就要取出假體，還要仔細取出矽膠。

四、位置異常。如果隆乳時劃線不準確，術後胸部的位置就會不正常。

五、假體外露。雖然這種事件發生的機率不高，但是還是有人出現了這種狀況。

六、形態不美。每個人都有自己的審美觀點，如果隆乳後，你感覺不滿意，不就白挨刀了嗎？

透過以上介紹，你一定已經對隆乳的風險有了一定的了解了。其實想要擁有傲人的身材不一定要去隆乳，當然也不是買豐胸產品，而是多做做豐胸運動，這些運動在辦公室裡就可以做。

一、首先選擇兩本厚度適中的書，然後挺直腰部，抬頭挺胸，將這兩本書夾在左右臂的腋下，接著彎曲雙臂，向上抬至與地面平行的位置，維持十分鐘左右就可以了。

二、自然站直，雙腳岔開，縮緊臀部和腹部，雙腿拉直，雙手自然垂至大腿根部，然後挺直腰部，將身體力量匯集在胸部，微微向後傾斜，頸部向後拉伸，腰背要綳直。

三、如果你有用完的空水瓶子或空飲料瓶子，利用它們也可以達到豐胸的效果。首先選擇兩個大小相當的瓶子，在其中加滿水，然後高舉瓶子，每天重複十幾次。

四、合十或緊握雙手，然後手臂向上拉伸，再分別向左、右兩個方向拉伸。重複幾次即可。

五、坐在地面上，盤起雙腿，腳底合在一起，上半身向上拉伸，抬起雙手，拉直手臂，最大限度的擴展胸部，然後慢慢將身體前傾，憋住一口氣，然後慢慢抬起身體配合著輕輕吐氣，最後恢復到初始狀態，重複幾次即可。

如果你想擁有凹凸有致的身材，如果你想讓別人眼前一亮，就選擇豐胸運動吧。它沒有隆乳手術的風險，也不需要隆乳手術的高額費用，它會讓你的胸部呈現出一種自然的美感，而不是硬生生的雕像。

在做豐胸運動的同時，還要選擇穿戴適合自己的內衣，胸罩過大，無法起到塑形的效果，但是偏小就會影響胸部的生長發育，選擇合適尺寸的胸罩是豐胸的前提條件。當然，豐胸運動要天天做，堅持下去才會有效果。

無論什麼工作，養護好眼睛是首要

都說「眼睛是心靈的窗戶」，可是對大多數人來說，有相當一部分人已經關上了這對窗戶。在大街上隨處一望就可以看見戴眼鏡的人。就更不用提上班族了，辦公室裡十個人就的有八個人是近視，真的是很恐怖的一件事情。

上班族經歷了大學入學考、甚至是研究生考試，遺傳基因好一點的、注意視力保健的，眼睛還是很明亮的；遺傳基因不是特別好的、經常過度用眼的，眼鏡的厚度是一年比一年厚。可是完成了學業還要工作，如果不注意視力保健，眼睛就要罷工啦。所以我們來細數一下在辦公中的哪些細節會傷害我們的眼睛：

一、趴在辦公桌上午休。經過一上午的工作，很多上班族都無法抗拒中午慵懶的陽光，枕著手臂就要睡覺。心想著：犧牲一條手臂，換來一個美夢，值啦。殊不知，眼睛也要去陪葬。趴在桌子上睡覺會壓迫人體多處神經，長時間會導致眼壓過高，造成高度近視，甚至會出現局部性神經麻痺。

二、過度日晒。烈日炎炎，終於週末了，上班族一定是不懼強烈的紫外線，抹上防晒乳就出門逛街了，皮膚是沒事了，可是眼睛呢？為了不讓紫外線使我們發生眼部疾病，出門前一定要戴上太陽眼鏡。

三、經常更換化妝品。從第一次使用了化妝品後，那些化妝品就已經被細菌占領了，使用的時間越長，細菌就會越來越多。如果它們侵入到了眼睛中，就會使眼睛受到感染，所以我們要勤換化妝品。

四、經常熬夜。上班族白天就一直在用眼睛，如果晚上再熬夜，眼睛就會超負荷工作，不出問題就是奇蹟了。熬夜會影響面容，出現眼袋、黑眼圈。

眼睛這麼容易就會受到傷害，而上班族們又不得不用它，這可愁壞眾人了。其實不用這麼緊張，人生來就有一雙眼睛，用它來觀察世界，老天是不會它這麼脆弱的。眼睛自由眼睛的保護之道：

一、一杯枸杞茶。枸杞富含多種維他命，可以明目，每天食用幾粒，或是泡在水裡喝，可以緩解眼部疲勞，長期如此，還會防止近視度數加深。

二、對眼睛卸妝。化妝品對眼睛周圍的皮膚有很嚴重的傷害，所以上班族在晚上卸妝時一定要仔細認真。選擇品質細緻的化妝棉，再配合優質的專業卸妝液。在這個問題上，不要貪圖便宜。

三、電腦護目鏡：眼睛經常盯著電腦螢幕會感覺非常疲勞，可以在螢幕前裝上特殊的微濾網或護目鏡來解決這個問題。此外，螢幕的亮度一定要比四周的光線強一點，也不要讓螢幕出現反光。

四、做眼睛保健操。我們每天都要做眼保健操，可是離開校園就沒有人提醒我們要保護眼睛了。其實，每天做做眼保健操是可以緩解眼部疲勞、痠痛的。這個一定要經常去做。

五、培養小習慣。眼睛需要經常看著文字的工作者們，把字體放大一些，把行間距也調大一些，看起來就更加輕鬆便捷了。

六、固定讓眼睛休息。經常使用電腦的上班族，工作一小時就去做點別的事情，比如去茶水間倒水喝、上廁所等等，這樣也是為了放鬆眼睛。此外，沒事就多眨眨眼、轉轉眼球。

上班族經常坐在冷氣屋中，身體和眼睛都會十分乾燥，電腦輻射再次來襲，更增加了眼睛的負擔，使病從眼入，導致角膜炎或乾眼症。所以一定要重視並愛護自己的眼睛，試想一下，世界一片漆黑是多麼的可怕！

上班族在保持視力保健的同時，一定不要隨便使用眼藥水，最好使用人工淚液，上午滴一次，下午滴一次。除此之外，平時可以多攝取一些維他命A含量高的食物。

常見的工作環境都可以找到不同的健康休息祕招

無論你是在社會的哪個角落，處於什麼樣的職位，都會有讓工作壓得喘不過氣的時候。為了完成某項重要任務，全體員工熬夜加班，白天黑夜幾乎不曾離開辦公桌。在這種情況下，休息成了上班族的一種奢求，然而不是工作的時候就不可休息了，掌握一定的方法，讓你在拚命工作時也可以得到適當的休息。

大部分上班族沒有休息的機會和時間，上廁所的空檔喝幾口水，咬一口蘋果就知足了。他們相信，只要白天黑夜不停的工作，就一定可以完成更高的業績。其實，人的身體是無法持續工作很長時間的，超過了自身的極限，身體就會發出「警報」：疲勞、眼睛疼痛、腰痠背痛等等症狀。這時，我們就應該適當的休息一下，保證身體的健康。那麼我們應該如何休息呢？

一、休息的次數。工作的難度與強度決定了你休息的次數，越累越難的工作，休息的次數就要多一些；越輕鬆簡單的工作，休息的次數就可以相對減少一些。

二、短時間休息。一次長時間的休息不如多次的進行短時間休息。因為在剛開始休息時恢復精神比較快，時間越長恢復精神。所以可以將很多短時間休息安排在工作之中，累了就休息一下。

三、轉換工作方式。如果上班族經常坐著工作，在感覺疲憊時，可以站著工作幾分鐘，雖然還是在工作，但這也是一種積極的休息。

四、因人而異。每個人的身體是不同的，所以休息時間的長短要根據自身來調節。

休息是為了更好的工作，適當的休息可以提高工作效率，所以休息也是為了好好工作。但是不是只有睡眠才稱得上休息，改變活動方式可以更好的為大腦消除疲勞。

一、聽音樂、喝茶。人體長時間投入到某項活動時會很容易感到勞累，尤其是從事於腦力勞動的上班族。在這個時候，聽音樂、喝咖啡或是看圖片都可以緩解一下疲勞，使大腦得到休息。

二、適當運動。長時間坐著工作，血液循環就會放慢，會影響到上班族的工作效率。在這個時候可以伸伸懶腰、站著接電話、邊走動邊看稿件。在運動的同時加快了全身的血液循環，大腦供血量充足，這樣就可以提高工作效率。

三、做操運動。這種運動主要針對於從事體力勞動的上班族，長時間做同一個動作，會感到腰部及四肢的肌肉痠痛不已，身體的廢物也無法立即排出體內，對大腦十分不利。但是在工作期間做一些體操，全身的肌肉就會得到放鬆，從而還會使大腦更加清醒。

四、對窗吹風。不停的工作使大腦渾濁不堪，藉著喝水的時候站在窗前，讓新鮮的空氣吹吹你的額頭，再坐回辦公桌是不是感覺頭腦立即清醒了？

以上方法都可以讓你得到很好的休息，在不耽誤時間的前提下，提高你的工作效率。但是要注意，不是停止工作就一定是得到了休息。集中精力去做另一件事情還是得不到放鬆，例如：聊天、發訊息。所以休息一定要讓自己安靜下來，讓身體得到放鬆。

還有一種休息方法十分有效，就是做相反的動作。例如：經常看電腦伏案工作的，可以採用眺望的方式來休息；經常需要講話的工作，可以採用沉默的方式來休息；經常在沙漠中工作，可以去海邊度假當作休息。但是要記住任何休息都不能代替睡眠。

熬夜工作時，喝一杯「五行茶」可以快速修復精神

一提到五行，很多人都會想到金、木、水、火、土，僅此而已。一般沒有人了解五行與人體的關係，對於「五行茶」更是聞所未聞。上班族經常熬夜加班，使身體備受煎熬，然而在這時喝一杯「五行茶」，就可以很快恢復精神。

上班族壓力大、任務重，這是有目共睹的，加班熬夜也成了上班族的家常便飯。加班熬夜讓身體透支運行，會使身體中的各個器官受到損傷。為了保護我們的五臟六腑，加班時可以喝一杯「五行茶」。什麼是「五行茶」？對於我們的身體有何好處？想要知道答案，就要先了解五行與我們身體的奧祕：

一、肺為金。金是乾燥的，想要達到乾燥的效果就要排出多餘的水分。而人體中的肺在呼吸之間，把身體中的大量水分都排出了體外。此外，人體的排汗功能也是在排出水分，而這一功能也是由肺來控制的。所以肺也可以起到乾燥的作用。

二、心為火。火是非常熱的，熱量聚集在一起就會造成炎熱。而心臟主管人體的熱能量，所以就有了這種觀點。

三、腎為水。水是冰冷的，有陰氣和潮氣的地方就會十分冰冷。而人體的腎臟主管陰氣和津液，人體的冷能量幾乎全部集中於此，所以會有這種觀點。

四、脾為土。土是溼潤的，在物質中加入水分才可以達到溼潤的效果。而人體中的脾主管運化與吸收，可以將食物和水分混合在一起，也就達到了溼潤的效果。

五、肝為木。木的特點是運動，空氣運動起來就會形成風，人體透過呼吸作用吸進了大量的空氣，被利用後就要排出體外，而人體中的肝可以為體內的氣體打通道路。因為氣在體內不流通時只有靠肝才能解救，所以它屬於「木」。

在人體的器官中存在五行，那麼利用五行治療人體的各個器官的疾病就輕而易舉了。金、木、水、火、土分別對應的是燥、風、寒、火、溼。茶屬於五行中的「木」，但是將其他四種元素在製成茶品的過程中加入進去就成了可以調理人體五臟的「五行茶」。

一、火。在製成茶品的過程中，將茶葉進行殺青、乾燥，然後再泡飲時，燒一壺清水。

二、金。在殺青時，將茶葉置於鐵鍋中，因為鐵鍋屬於「金」；在保存茶葉的時候，要用錫罐、不銹鋼桶等金屬器皿進行儲存。

三、土。在製作茶品之前，將茶葉散鋪在地上晒乾；在泡飲茶品時，選擇紫砂壺或者是瓷盅，這些茶具都屬於「土」。

四、水。沖泡茶葉必然要用水，好水可以沖泡出好茶。

這樣看來，金、木、水、火、土都融入到了這小小的茶杯之中，一杯茶就可以調理我們的五臟，改善我們的身體情況。上班族在加班的時候品嘗一杯，勞累、頭痛就全部煙消雲散了。

每一種茶葉都可以沖泡成「五行茶」，但是每種茶品中五行所占的比例都不相同，烏龍茶中的火元素就比較重。同一種茶用不同的容器，也會造成茶葉中五行的比重，用瓷製器皿儲藏茶葉，那麼這款茶葉中的土元素就比同款而不同儲藏容器的茶葉更重一些。

第四章　民以食為天，再忙也別忘了吃好

上班族飲食中要講究「四捨五入」

不得不說，甜食是上班族的最佳夥伴，幾乎所有的上班族都喜歡吃甜食，大量的腦力勞動，使他們更容易產生飢餓感，平時沒事時或下班回家都會去冰箱裡搜刮一下有沒有蛋糕，看著電視好享受一番。殊不知，這樣以甜食為生的危害是很大的。無論是在家中還是在辦公室，飲食都要講究「四捨五入」。

最新調查顯示，女性步入更年期的年齡大大提前，很多都降到了四十歲以下，上班族更甚如此。這個調查是結果多麼可怕，說明人類在提前衰老。可是，這種趨勢是可以扭轉的，主要在於保健養生。保健之意在於鍛鍊身體，而養生就在於平時的飲食。我們應該怎麼控制好飲食這一關呢？平日裡的甜食是不是一種禍害呢？現在我們先為大家揭開甜食的真面目，讓大家永遠打消吃甜食的念頭。

一、容易患視神經炎。如果進食大量的甜食，我們的身體就要為了代謝它，而消耗大量維他命B1，就會導致維他命B1的短缺，而缺少這種維他命會引發視神經炎。所以過量食用甜食會使人產生視覺疲勞，甚至會因為「營養不良」引發視神經炎。

二、容易患骨質疏鬆症。大量的糖類進入人體後，經過分解會產生很多呈酸性的中間產物，可是為了人體的酸鹼平衡就需要中和這些酸性物質。而這些鹼性物質主要指的是鈣、鎂等物質，鈣被大量抽走，骨骼就會由於缺少鈣元素而出現病症。

三、容易患膽結石。美國相關部門調查顯示，中老年女性如果食用過量的甜食，很容易會造成膽結石。他們認為，大量的糖會促進人體分泌胰島素，使體內某些物質嚴重失衡。此外，攝取過量的糖類會導致人體發胖，對於年齡偏大的人士來說，肥胖絕對是引發膽結石的誘因。

四、頭髮容易變白。美國相關部門調查顯示，攝取過量的糖，會提前衰老，出現白髮。因為糖是酸性食品，而人體是鹼性的，過量的糖會改變人體的酸鹼性，使人過早衰老。

在職場的上班族們，不要被甜食斷送了自己的美好青春，飲食要有原則。尤其脾胃虛弱的上班族，「四捨五入」的飲食原則尤為重要。那麼，什麼是「四舍」？什麼是「五入」？

一、「四捨」指的是捨去過多的脂肪、過多的膽固醇、過多的鹽、過多的酒。

二、「五入」指的是以下幾點：

(一) 適量攝取富含胡蘿蔔素，維他命C、E的食物。

(二) 盡量多食用一些含大量纖維質的食物，例如：穀物、蔬菜、水果，食用這些食物可以有效的促進腸道蠕動，幫助排除廢物。此外，在夏季，多食用一些富含維他命C的水果，可以將強人體對鐵的吸收作用，例如：奇異果、山楂。

（三）多飲水，水可以稀釋血管內過於黏稠的血液，加快血液循環，帶走人體的廢物，使人延緩衰老。除此之外，多食用一些醋，可以軟化血管，防止發生血管疾病。

（四）多攝取大豆製品，來補充人體的蛋白質。豆腐、豆漿、豆干都是不錯的選擇，它們含有豐富的植物性蛋白。

（五）大量食用富含鈣質的食物，早晨喝一杯牛奶或一碗骨頭燉成的湯，可以防止骨質疏鬆症的困擾。

身體的衰老是自然現象，是無法強行改變的事實。所以面對身體的老化，我們唯一可以做的就是努力保持健康的身體。在工作中，合理的飲食、適當的鍛鍊一定會讓你看起來青春有活力，讓你的年齡成為祕密。

堅持「四捨五入」的飲食原則，蔬菜的顏色類別越多越好。此外，飲食要盡量清淡一些，烹飪的方法最好不要選擇油炸，蒸、煮為最好。

再忙，也可以吃得很規律

古時，人們為了高中科舉，每日廢寢忘食的讀書。而現代人，為了獲得更多的財富，工作到了忘我的境界，忙得不可開交，中餐往往會變成下午茶。吃飯毫無規律可言，這樣的「拚命三郎」早晚會拚掉自己的幸福生活。

趙小姐過著人們都很嚮往的上班族生活，表面十分風光，但是這其中的苦也只有她自己才知道。工作忙碌的她早晚飯都是匆匆忙忙就解決了，中午不是隨便鑽進一間小店，就是自己在辦公室吃泡麵、啃麵包，再加上為了維護公司形象，冬季穿得很單薄，她的生理期總是不規律，而且每次到來都會讓趙小姐疼痛不堪。為了不影響今後的生活，她跑到醫院來做檢查。婦科醫生說，現在的上班族好好坐下來吃飯的時間很少，每頓飯的享受都變成了食之無味的將就。再加上長期的壓力大、情緒低落，就很容易造成月經失調。

美國有位博士經調查表示，飲食不規律者的骨骼密度要遠遠低於正常人的骨骼，男性尤為突出。一日三餐，每一餐都要重視，都要有規律合理的享用。食物是維持生命運轉的基本所需，所以如何飲食對人體有直接影響，沒有規律、想吃才吃的飲食習慣對身體十分有害。

一、導致腸胃疾病。不規律的飲食習慣，會使人體的消化生理時鐘紊亂。當人體不進食時，胃部分泌的胃酸無法得到中和，會損傷胃黏膜，如果有細菌侵入，就很容易引發腸胃疾病。而暴飲暴食，會使胃部迅速脹開，讓腸胃造成嚴重的創傷。

二、造成營養失衡。飲食不規律，會造成營養失衡。長期沒有足夠的食物供給人體能量和營養，會使人體提前出現衰老的症狀，皮膚無彈性、乾燥粗糙。

三、其他危害。每個人都有胃結腸反射的現象，這種反射有利於身體按時排出廢物。但是不規律的飲食習慣會使這種反射不靈敏，時間一長，會產生便祕現象，身體的毒素無法排出，就會越積越多，造成多種皮膚病。此外，有調查顯示，造成骨質疏鬆症的原因之一是飲食無規律。

所以，不要總說你有多繁忙，養成健康的飲食習慣，規律的、有品質的補充身體所需的營養是最為重要的。想要骨頭「硬起來」，就要遵循以下飲食建議：

一、飲食一定要規律。合理健康的飲食習慣指的是定時、定量和拒絕零食的誘惑。

二、三餐分配要合理。食物中都含有熱量，將三餐按照早、中、晚餐所需熱量的需求不同合理分配，每一餐都不可省略。

三、營養要均衡。根據膳食金字塔合理的分別補充含有各種不同營養的食物，合理、科學的攝取營養，會讓人們遠離肥胖，永保苗條身段。

四、飲食結合運動。餐後一定要運動，運動量要與進食量成正比，不要讓身體過於肥胖。

無論是女性上班族還是男性上班族，都要為自己的身體負責，不要讓未老先衰出現在你的頭上，堅持合理的飲食習慣，按照上述建議來改善你的飲食規律，會讓五十歲的你擁有二十歲的健康身體。

每個人都要養成良好的飲食規律，尤其是以腦力勞動為生的上班族，脂肪可以為大腦運轉提供動力，吃的過少，體內就沒有足夠的脂肪加速大腦運轉，使腦細胞受到損傷，從而降低人體的記憶力，工作也就成了惡性循環。

脂肪過高損健康，適量攝取很重要

在欣賞西方電影作品時，你會發現裡面十個人，有一半差不多都是胖子。這是必然，因為他們是以肉為主食的國度。而現在的青年，到了三十歲就要開始發福了，因為人們的生活水準提高了，攝取的脂肪太多了，加上年齡的增長使運動量越來越少了，肥胖自然就產生了。既然無法改變運動量，適量的攝取脂肪就可以了。

張小姐在某家外企公司擔任企劃工作，非常愛好美食，經常邀請同事聚餐，有時自己加完班還要去吃宵夜，她的飲食總是圍繞燒烤、涮火鍋。這樣過了幾年以後，張小姐的肚子大了整整三圈，而且會經常感到乳房脹痛，於是她去請教醫生，醫生告訴她患上了乳腺增生，她很困惑，醫生問她：「妳最近吃了些什麼？」張小姐頓時瞪大雙眼，心想難道脂肪攝取過多還會患乳腺病？是的，人體內的雌激素越多，越容易沾染一些婦科疾病，而脂肪會產生大量雌激素。

隨著科技的發展，資訊的迅速傳播，越來越多的人了解到了過量食用脂肪高食物的危害，每個人都開始遠離肉類食品。尤其是上班族，對於自己的身材更是加倍注意，絕對不會超額攝取脂肪。但是不只有肉類食品才含脂肪，有些食物和肉類毫不相關，但是其中的脂肪含量卻多的驚人。這些被點名的食物你還敢吃嗎？

一、美乃滋：美乃滋味道香濃，香甜美味，然而被人吃下去後差不多都是脂肪，其中它所含有的某種脂肪，人體幾乎已經被滿足，所以這種脂肪對於人體是沒有必要的。

二、全脂牛奶。全脂牛奶比脫脂牛奶味道更加純正鮮美，但是它卻含有很多飽和脂肪。把早餐換成脫脂牛奶既可以保證鈣和蛋白質的吸收，還可以減低肥胖的機率。

三、煙燻肉、培根、火腿。煙燻肉、培根、火腿的口感非常美味，卻沒有什麼營養價值。不過你若只追求口感美味，也可以選擇它，因為恰當的製作煙燻肉、培根、火腿是可以甩掉一定的飽和脂肪的。

四、奶油。奶油的味道也很讓人垂涎，但是其中含有的飽和脂肪是非常害人的。尤其是人造奶油，裡面含有大量的反式脂肪。

所以，上班族們在時刻警惕肉類的同時，也不要忘記一些含有脂肪的食物。但是，如果你已經擁有一身可愛的贅肉了，那也沒有關係。只要正確合理的按照以下方法來做，就可以趕走脂肪。

脂肪過高損健康，適量攝取很重要

一、鹽。在日常飲食中，盡可能的少攝取鹽分，不可以食用過鹹的食物。因為這樣會導致身體無法很好的排出水分，嚴重者就會造成水腫。

二、咖啡因。當身體攝取咖啡因，體內很多地方就會受到刺激，包括膀胱。可是膀胱受到刺激後會影響肝臟的正常運轉，無法除掉體內剩餘的水分，也會造成水腫。所以不要長期飲用咖啡或茶。

三、酒。大量飲酒有害健康，這是很多人都知曉的，它除了會導致水分流失外，還含有大量的糖分，長期飲酒，會使人發胖。

四、脂肪。趕走脂肪，就要從日常的飲食中一點點減少脂肪的攝取量。例如：牛奶要喝脫脂的、起司片要買低脂的、肉類要選擇瘦肉，而食用油最好使用植物油。

五、淨化碳水化合物。在日常飲食中盡量多選擇全麥粉食物，盡量不食用糖類和果醬。

攝取過高的脂肪，不僅會造成脂肪肝，還會引發心臟病、高血壓。這些都是十分危險的疾病，所以少吃脂肪高的食物不僅僅是瘦身減肥，更重要的是我們的健康。上班族一定要引起重視，不要因為貪吃而走上生命的絕境。

上班族們還要注意一點，少吃脂肪高的食物不等於拒絕動物油。現代人為了更好的預防富貴病，拋棄了動物油，每天都食用植物油。其實，經常不沾動物油，人體內的維他命及必需脂肪酸都無法得到供給，久之不利於健康。所以適量的食用動物油對身體也是大有好處的。

膳食纖維——久坐上班族的必需營養素

久坐在辦公室的職業人士或多或少都會有一些很尷尬的情況，就是便祕。這個問題十分普遍，因為經常坐著是工作的需要，其實不用緊張，因為膳食纖維就可以解決這個問題，而在很多食物中都含有膳食纖維，平時多食用就可以了。

在植物的細胞壁中一般都會含有膳食纖維，雖然它不能為人體提供營養，但是它卻是我們腸道的「清潔工」，可以幫助人體排出廢物，維持人體的健康。大部分久坐在辦公室的上班族都有肥胖的症狀，甚至有的還會有腸胃疾病。所以，膳食纖維對於他們來說，絕對是一個至寶。它對人體的作用有以下幾點：

一、可以防治便祕。膳食纖維的塊頭很大，它可以加強腸道的蠕動，使食物輕鬆的排出體外。

二、有助於減肥。如果人體攝取大量的熱能，加上不運動，就會引起肥胖。而多攝取膳食纖維不僅可以減少熱能，還能影響食物在腸道的吸收，所以膳食纖維可以阻礙體內脂肪的聚積。

三、預防癌症。致癌物質長時間存在腸道中，很容易引發腸道癌變。攝取膳食纖維可以促進腸道蠕動，減少致癌物質停留在腸道中。

四、防治痔瘡。經常便祕會使血液長期阻滯，從而引發痔瘡。而膳食纖維可以排出體內的廢物，恢復肛門附近的血液流通，可以有效的防治痔瘡。

五、預防冠心病。在膳食纖維中有些物質可以與膽固醇相結合，然後直接隨糞便排出體外，從而消耗更多的膽固醇來補充人體所需的膽固醇，使體內的膽固醇含量降低，有效預防冠心病。

六、改善糖尿病。膳食纖維中所含有的某些物質可以使食物長時間停留在腸道中，使葡萄糖吸收速度減慢，維持血糖的穩定，從而改善糖尿病。

事實上，膳食纖維的好處不僅如此，由於它是集很多好處於一身的「寶貝」，所以備受男女老少的青睞，但是人們對它的真面目並不了解。

一、口感粗糙的食物中才有纖維。這種想法是不正確的，膳食纖維有可溶性的，還有不可溶性的。不可溶性纖維也就是口感粗糙的，它可以強化大腸功能。而大麥、胡蘿蔔、燕麥中的纖維是可溶性的，這些纖維可以降低膽固醇，口感細膩。

二、纖維排出的僅僅是廢物。膳食纖維可以排出對人體有害的物質，但是，如果攝取過多，也會排出人體所需的營養物質。所以，膳食纖維要補充得當，不可多食。

三、腸胃不好的人要盡量多食用膳食纖維。雖然膳食纖維可以幫助人體排出糞便，但是會導致脹氣。胃腸功能不好的人過多的攝取膳食纖維會刺激腸胃，所以適量即可。

沒有任何一件事物是只有利而沒有弊的，錢再好，多了就是禍害；火再溫暖，大了就是災害；膳食纖維再是寶貝，過了就會傷身。所以想要健康的體格，什麼都適量而止。

在食用膳食纖維時應該注意，如果是蔬菜，盡量生食，以免高溫破壞纖維。此外，腸胃不好的人進食纖維會導致胃難受，所以要在補充纖維前喝一碗肉湯或一杯果汁，能夠避免營養不良的狀況。

合理攝取承擔生命的蛋白質

在職場打拚的新新人類，積極向上，活力十足，但是面對來自工作與生活的重壓，不僅使面容日漸灰暗，自身的健康也受到了極大的影響。所以上班族在日常生活中就要時刻補充身體所需的蛋白質，恢復工作的動力。

三十歲的韓女士今年突然懷孕了，家人非常愛護疼惜她。因為在幾年前韓女士流產，家人都格外重視這次懷孕，聽說在懷孕時蛋白質缺乏，孩子出生後就沒有足夠的奶喝。所以家人幫她買了很多乳清蛋白，吃了一段時間後，韓女士總是會感覺頭暈目眩的。其實，出現這種狀況，是因為攝取過多的蛋白質會使食慾下降，從而影響人體攝取其他營養物質。此外人體還會產生大量有害物質，使人感到頭暈、疲乏等。所以蛋白質雖好，也要適量而補。

上班族在工作中如果缺乏蛋白質就會容易疲勞，免疫力下降，在工作中無法以飽滿的精神去完成任務，影響工作品質和效率。此外，還會使皮膚失去光彩，沒有彈性，甚至產生皺紋。所以上班族每天都要攝取充足的蛋白質，身體補充能量，就能讓身體的機能完好的運轉起來。

但是從哪些食物中可以獲取足夠的蛋白質呢？

一、肉類。在肉類中除了含有豐富的脂肪，還含有蛋白質，但主要存在於瘦肉中。分別比較羊肉、牛肉、豬肉和肌肉中的蛋白質含量發現，牛羊肉中的蛋白質含量更高些。所以想要從肉類中獲取蛋白質，可以選擇牛羊肉。

二、蛋類。雞蛋是最常見的人體吸收利用率最高的食物，它所含有的蛋白質幾乎都可以被人體所用，且蛋白和蛋黃中的蛋白質均為優質蛋白。

三、乳類。乳類所含有的蛋白質很高，含量也非常豐富，牛乳中的蛋白質含量比人乳還高，含有包括八種必需胺基酸在內的二十五種胺基酸，以酪胺酸為主。其中鮮奶的營養價值最高，但是保存的時間較短，也不利於人體吸收。上班族可以選擇優酪乳和優格，因為它更容易被人體所吸收利用。

四、堅果和種籽中含有還含有其他豐富的營養物質，特別是組成完整而且豐富的易於人體消化的蛋白質所需的全部胺基酸，例如：葵花籽、南瓜籽、杏仁、栗子、腰果、核桃。如果把堅果或種籽浸泡在水中一會，會更利於人體消化。

在了解了哪些食物含有蛋白質之後，我們需要做的就是如何選用蛋白質，在不浪費蛋白質的前提下補充足夠的營養：

一、攝取充足的蛋白質。平均每個成年人每天所需要的蛋白質不少於三百克，但是有一半以上的蛋白質都來自人體中代謝產生的胺基酸，所以每個成年人每天攝取六十克至八十克的蛋白質就可以了。

二、合理搭配蛋白質。蛋白質的攝取要透過兩個途徑，一是動物蛋白，植物蛋白。最好是同時攝取這兩種蛋白，但是當食物中蛋白質含量不是很高時，可以將他們一同食用，相互補充各自的不足。

三、攝取定量的蛋白質。人體不能儲存蛋白質，所以一次性攝取大量的蛋白質，會造成浪費現象。但是攝取不足，就會感覺疲憊，抵抗力下降。

四、足夠的熱量為前提。如果身體沒有足夠的熱量，蛋白質就會為人體提供能源，但是這樣很浪費蛋白質，大材小用。

也許在日常生活中，蛋白質並沒有引起我們足夠的重視，我們更多的在乎維他命。但是蛋白質是人體所必需的營養物質，是萬萬不能缺少的。上班族們，根據以上方案為自己定制合理的蛋白質營養餐吧。

有些人覺得攝取過多的蛋白質會長肌肉，除了飲食還要透過一些訓練，一定量的蛋白質才可能使人長肌肉。雖然過量的蛋白質不至於使人增長肌肉，但是它會影響人體的肝和腎，還會增加脂肪。此外，還會使人更容易產生疲勞。

上班族的營養早餐方案

在一天的飲食中，早餐是最重要的，不吃早餐就是在慢性自殺。人體所需要的能量有三成來自於早餐，如果忽略掉早餐，上班族上午的工作狀態就可想而知了。早餐不僅要吃，還要吃飽，吃得有營養。

三十歲的周女士，是某家企業的菁英骨幹，工作非常拚命，甚至連作息時間都被她利用了。有時為了完成某些專案，一天三餐被她濃縮成了一餐，甚至早餐從來沒有出現過她的腦海中。長期沒有食用早餐，加上飲食無規律，使她在一次討論會上臉色蒼白，突然暈倒。經過醫生檢查得出，周女士患有膽結石、慢性胃炎等消化道疾病。周女士並不是個案，上班族中還有千千萬萬個周女士，為了工作省略掉早餐，這都是盲目愚蠢的行為。

近些年，一直都在強調早餐的重要性，但是還有很多人不吃早餐。正如現在的上班族心裡明知不吃早餐的危害，但是總是匆匆忙忙上班去，無暇顧及早餐。殊不知，自己的健康正在慢慢受到侵蝕，長期不吃早餐，輕者會抵抗力下降、便祕、衰老、發胖，重者會導致膽結石或膽囊癌。所以無論你是為了美麗還是健康，都請食用早餐。但是除了大家都知道的奶類和蛋類，在早餐還應該攝取什麼呢？

一、適量攝取脂肪。很多人認為早餐不可以吃含脂肪的食物，而美國的一名教授指出，早餐決定全天代謝機制運轉，如果早餐食用富含脂肪的食物，就有益於人體在脂肪代謝和碳水化合物代謝之間靈活轉換，大大提升代謝效率。

二、早餐加些穀類。在穀物中不僅含有大量的複合碳水化合物，還有豐富的纖維素，可以促進腸道蠕動，降低膽固醇，可預防心血管疾病。

三、攝取一定的維他命、葉酸和鐵。大多數上班族都無法在早餐中攝取一定的維他命、鐵和葉酸，透過食用肉、內臟、茴香等物質可以補充鐵，而在瘦肉、魚、肝、馬鈴薯等食物中可以攝取維他命Ｂ。

由以上可知，在早餐時間，我們要攝取豐富多樣的營養物質，不需太多，但要面面俱到。具體應該如何搭配早餐，請看下面幾種早餐方案：

一、一杯沖泡杯湯。如果你非常苦惱於早餐應該吃什麼，可以去超市買些不同口味的沖泡杯湯產品。早上喝一杯沖泡杯湯可以排清體內的毒素，補充人體所需的水分，一天一種口味，便捷又營養。

二、一杯優酪乳、兩片全麥麵包、一顆番茄。經常使用電腦的上班族對眼睛的傷害非常大，而優酪乳和番茄中所含有的維他命A可以起到明目的作用，而且還可以促進肌膚細胞新生，使皮膚富有彈性。

三、一碗紅棗粟米粥、雞肉三明治。粟米含有豐富的胡蘿蔔素和多種維他命；而紅棗補氣養血，提高人體的免疫力；雞肉三明治，幫人體補充足夠的熱量。這樣的早餐會讓你一上午都有精神。

參考以上早餐方案，上班族在夢醒時刻就不用匆匆忙忙準備早餐了，簡單營養的早餐不會花費太多時間，如果太忙，花十幾秒弄個沖泡杯湯就解決了。不過要注意早餐不要都是過涼的食物，溫暖的食物更有益於你的身體。

在食用早餐前一定要記住，起床後，過半個小時再吃早餐，因為立即攝取食物會造成消化不良。此外，早餐的時間盡量在七點以後最好，定時吃早餐，有利於人體對食物的消化與吸收。

告別大魚大肉式的午餐

不管是在任何節日或是平日裡，全家相聚在一起享用晚餐是一種文化、習慣，所以晚餐非常豐盛。對於中午無暇回家的上班族來說，中午就在某家餐廳解決掉就可以了。但是上班族一般都會食用高脂肪食物，殊不知，這樣的飲食對身體具有很大的危害。

七十多歲的馬婆婆，非常注意飲食養生，平時很少沾大魚大肉，所以身體也是非常好的。但是去年春節，兒女們全都回來吃年夜飯了，馬婆婆非常高興，就多吃了一些燉肉，還喝了一些酒來助興。第二天清晨六點左右，兒女們發現馬婆婆面帶笑容，但是已經沒有了氣息。經醫生前來診斷，馬婆婆是吃了太多的魚肉，患了很嚴重的胰腺炎而死亡的。逢年過節，家家戶戶都要將大魚大肉擺上餐桌，但是為了身體健康，切勿暴飲暴食。

年紀輕輕剛剛踏入職場，對於在外解決午餐比較新鮮好奇。擺脫家裡的管制，對於愛肉人士來說，終於得到獨立了，大魚大肉式的午餐滿足了他們的味覺與胃部。但是，這些高脂肪的食物並不像他們的味道那樣美味，會對我們的心臟造成嚴重的威脅。那麼，身在職場的上班族應該在午餐吃些什麼呢？

一、碳水化合物。一個人一天所需要的熱能有四成來自午餐，所以在午餐攝取充足的碳水化合物，才能為上班族提供必要的糖分。在穀物中含有豐富的碳水化合物，所以午餐要食用米飯、麵條或餅類。此外，粗糧也是很好的選擇。

二、蛋白質。蛋白質不僅可以增強人體的抵抗力，還可以提供能源。上班族在中午可以食用一些肉類、魚類或者豆製品，它們都含有很好的蛋白質。但是肉類屬於高脂肪食物，所以在午餐中加入魚類和豆製品對身體而言最為有益。

三、維他命、纖維素。許多蔬菜和水果都含有維他命和纖維素，但是很多人在午餐攝取的兩者含量不能滿足身體所需，所以在飯後一個小時吃些水果是最好不過了。

雖然在外面吃或者叫外送很方便，而且可以根據自己意願選擇食物，但是我們無法控制外面飯菜的含油量，人有自我的調節能力，偶爾叫外送不會影響太大，可是日積月累，身體狀況就會越來越糟糕，甚至會出現「三高」症狀。所以上班族有條件的最好自己帶飯。一來可以控制脂肪的攝取，再來可以攝取多種營養物質。但是由於要經過微波爐加熱，我們應該注意哪些事項呢？

首先，主食要選擇米飯，因為米飯經過加熱後不會改變太大，而一些麵食加熱後就會變乾、變硬。

其次，素菜要選擇莖類的，因為綠葉蔬菜中的營養物質不易保存，時間一長，還會提高亞硝酸鹽的含量。所以午餐可以帶一些蘿蔔、番茄、黃瓜等等，綠葉蔬菜可以在晚上食用。

然後，葷菜不要選擇高脂肪的。肥肉在和其他蔬菜一起加熱時，會流出油水影響飯菜的加熱效果。所以在選擇葷菜時，盡量挑選一些比較瘦的肉類。

最後，不要帶海鮮和涼菜。魚類和海鮮經過一夜存放後會產生影響人體肝、腎正常運轉的物質，而且經過加熱後也沒有了原來的口感，所以海鮮最好不要帶。除此之外，涼菜也不適合隔夜食用。

上班族們如果不知道第二天應該帶什麼菜色，可以上網查一查，然後把一週五天的午餐菜單詳細列出來，前一天晚上直接做出來就可以了。但是一定要注意葷素搭配，營養均衡。

大多數上班族在吃完午餐後就睡意濃重，沒有精神，這是因為午餐中含高脂肪高糖的食物太多了。這些食物會影響紅血球的攜氧能力，使人產生疲勞，因此午餐中不可攝取過多的脂肪和糖分。

每天喝健康的水

水是生命的源泉，生命的呼吸需要每天用水來灌溉。早上喝一杯清水，可以喚醒沉睡八小時的人體，排除腸胃內的濁氣。白天喝一公升水，可以驅趕疲勞，煥發活力。而喝水對於上班族來說，尤為重要。

如今的上班族，忘我拚命的工作，總以為離開辦公桌是在浪費時間，就連喝水也變成了一件麻煩事，除非不得已，口渴難耐時才喝上幾口。殊不知，僅僅幾杯水是不能解決體內缺水的狀況的，而且體內沒有足夠水分會帶來很大的危害：

一、造成大腦萎縮。在人體的腦部有七成以上都是水，當體內缺水時，首先受到傷害的就是大腦，會讓人的反應不靈敏。有調查顯示，如果是正在成長的青少年的大腦缺水，會導致大腦萎縮。

二、便祕。當人體缺水時，會減慢腸道的蠕動速度，僅有的水分就會被腸道吸收，然而沒有了水，會使糞便難以排出體外，久之，就形成了便祕。

三、尿路感染。經常小便，可以沖洗泌尿道，有效阻礙發生尿路感染和腎結石等症狀。喝水太少，就沒有足夠的尿液帶走體內的廢物以及尿道的細菌，容易發生感染。

四、皮膚病。在乾燥的季節或是長期處於冷氣房中，會使人體的皮膚變得乾燥。長期如此，皮膚的保護功能就會削弱，從而容易引發多種皮膚病。

五、心腦血管疾病。水分在人的身體中起著運輸的重要作用，沒有充足的水分，身體內的代謝物質就無法及時排出，也不利於血液的循環，久而久之，就會引發多種疾病。

身體中不能缺少水分，因為人體的七成左右重量都是水分，只有水分充足了，才可以完成人體的循環代謝。在這其中，早上的第一杯水是十分重要的，但不是什麼水都可以飲用：

一、久置的開水。久置的開水，會容易被細菌所侵入，會加速水中的含氮有機物分解成亞硝酸鹽。當它遇見人體內的血紅素時，會使血液的運氧功能受到影響。因此，家中多次煮沸的水是不能飲用的，礦泉水和純淨水時間過長也不可以飲用。

二、鹽水。很多人覺得早上喝一杯淡鹽水可以排毒，淡鹽水是有好處，但是不可在早上飲用。人體在經歷過一晚的水分消耗後，需要一杯清水補充體內的水分，稀釋血液。若是飲用淡鹽水，會加重身體的脫水狀況，還會讓血壓升高，嚴重者會出現生命危險。

三、飲料。任何飲料都不能代替清晨的第一杯水，包括牛奶、果汁。這些飲料都無法為人體補充急需的水分，而且還會加重人體的負擔，因為身體要在沒有水分的情況下消化這些物質。

四、自來水。有些人為了省事，直接打開水龍頭就接了一杯自來水飲用，飲用這樣的水對身體十分有害。因為一夜未用的自來水停留在金屬管中會發生水合反應，這樣的水是被金屬汙染的，對人體十分不利。

水對於人類來說是非常重要的，所以我們不僅要注意多喝水，還要了解什麼時間喝什麼水。每天恰當的喝水不僅可以維持身體的健康，還可以治療疾病，例如：便祕、胃痛、感冒、色斑。

上班族為了預防工作壓力所帶來的心血管疾病，可以在睡覺前喝一杯清水。因為人的血液過於黏稠容易引發心血管疾病，而經過一夜的時間，血液就會因為身體水分的流失（出汗、呼吸）變得黏稠。所以睡前一杯水就可以稀釋血液，預防突發的心臟病。

警惕廚房裡的危險因素

平日裡勤懇工作的上班族，幾乎很少有機會自己下廚做飯，然而週末兩天下廚可以讓上班族們放下身上的重壓，享受一下自己烹飪的美食，可是廚房經驗尚淺的上班族應該如何躲避廚房裡的危險因素呢？

職場如戰場，然而廚房也是一個很危險的地方，廚房裡的每一樣物品都有可能成為上班族的健康殺手。常言道：「禍從嘴出，病從嘴入。」所以管好我們的嘴非常關鍵。廚房的衛生情況直接影響你的健康，現在讓我們細數一下在廚房裡都與那些有害健康的因素：

一、抹布。每個家庭都需要抹布，早餐後擦桌子、午餐後擦桌子、晚飯後還要擦桌子，抹布一天用到晚，從來沒有乾過。殊不知，在這塊潮溼的抹布上生存的微生物數不勝數，若是用它來清理桌面，甚至擦拭碗筷，你吃進的細菌能有多少。

二、電冰箱。很多家庭把水果、蔬菜或是煮熟後剩下的飯菜全部放入冰箱中，這種處理方式非常不對。如果某些蔬菜有變質的狀況，放入冰箱後不僅不會消滅細菌，反而汙染了其他蔬菜和一些熟食，造成交叉感染。

三、反覆被解凍的食品。很多人都有這樣的習慣：炒菜時要放肉，把肉從冰箱中拿出解凍，然後切下一部分再放回冰箱，如果再炒菜還要拿出那一塊解凍，反反覆覆，那一塊肉被解凍了N次才吃完，這樣的做法大大增加了肉中的致癌物質。肉類在第一次被冷凍時，會形成一種保護膜，但是肉被反覆解凍後，這層膜就會被破壞，其中含有的致癌物質也會逐漸增多。

四、櫥櫃。所有的家庭中幾乎都有幾個櫥櫃來放碗筷，人們經常將洗好的碗筷直接放入櫥櫃中，但是封閉的櫥櫃，再加上潮溼的碗筷就會滋生出各種病菌，容易使人出現腹瀉的症狀。

五、消毒液。現代人越來越注意身體的健康，所有的碗筷都要經過消毒液的洗滌才放心。其實使用消毒液未必就消滅了所有的細菌，殘餘的細菌生命力十分驚人，它會繁殖出數以萬計的細菌，而且經常是用消毒液，細菌就適應了這種環境，反而生存得更好。

六、塑膠包裝。很多家庭都會把蔬菜和水果放入塑膠袋中，接著再裝進冰箱，然而，在這些塑膠袋上都含有鄰苯二甲酸酯等有害物質，它會使精子數量下降，對男孩十分不利。

七、農藥殘留。使用清水清洗蔬菜，很難消除上面的農藥殘留。如果他們長期侵入人體，會出現肝硬化、肝積水等疾病。

除了這些靜止存在的危害，還有一種是我們每天都要接觸到的，那就是油煙。在烹飪食物的時候，不免會有很多油煙冒出鍋中，這些油煙含有的二氧化硫、一氧化碳等物質對我們的健康危害非常大，它們都是有毒氣體。但是身在廚房就應該找到解決這些問題的對策，把廚房變回溫馨的場所。

一、油煙。首先，在炒菜時，油溫不要太高，這樣可以減少油煙；其次，在炒菜時要打開抽油煙機；最後就是在日常烹飪中盡量避免用油煎炸食物。

二、用來擦桌子的抹布要多預備幾塊，每次使用完都要進行消毒晒乾，另外，要經常更換抹布。

三、食物放入冰箱中要分層儲存，生食與熟食不可放在同一層，蔬菜和水果要洗淨後再放入冰箱。放在冷凍室的肉類要包裝完整，炒菜的肉類可以提前剁成一小塊、一小塊，取出後就要一次性食用。

四、廚房中的碗筷可以採用開水蒸煮的方式來消毒，筷子要風乾後再放入櫥櫃，其他門把的地方可以用消毒液來清洗。

五、儲存食物要用玻璃器皿或木製的，拋棄塑膠器皿。

六、在洗菜時要將蔬菜浸泡半個小時，這樣可以去除蔬菜上的農藥殘留。

美味的食物可以滿足人們的味覺，充實人們的腸胃，壯實人們的身體。可是我們一定在烹飪美味前警惕這些廚房中的「健康殺手」，否則，再美味的菜餚也將是侵蝕人體健康的毒藥。上班族的烹飪經驗有限，所以要多學習、多提防，在家中吃出健康。

在日常烹飪中，如果你使用的是平底鍋，一定要小心它起火，因為它比油鍋起火還要危險。但是如果真的起火了，一定不要慌亂了陣腳，把開關關掉，然後用浸溼的毛巾鋪蓋住平底鍋，千萬不要直接在著火的平底鍋上澆水。

調味料不能亂放

在烹飪美食中，家家都少不了使用蔥、薑、蒜、花椒。有它們的存在，不僅可以使我們的菜餚更具風味，還有益於我們的身體健康。但是只有合理的運用它們，才能起到它們固有的效果，胡亂使用，反而會浪費食材。

普通老百姓家在炒菜的時候幾乎樣樣都要放蔥、薑、蒜、花椒，這四種調味料對我們的身體都非常有好處，而且它們獨有的香味，吃起來美味無比。但是一般人都不知道哪些菜應該多放些什麼調味料，在烹飪肉食時，應該多放一些花椒，烹飪海鮮時，應該多放薑。每道菜餚放什麼調味料都是有它自己的作用的。現在讓我們了解一下這四種調味料它們自身的優點。

蔥：患有感冒的人食用蔥白可以促進患者發汗，通絡體內的陽氣，從而達到治療的作用。此外，吃蔥還可以讓人胃口大開，加強人體的消化功能。但是由於它具有一定的刺激性，所以患有腸胃病的人還是少吃為妙。

薑：在夏季吃薑十分有好處，它可以殺菌消炎，使人們遠離急性腸胃炎。經常用生薑水漱口，還可以避免口臭。如果患上了傷風感冒，喝些薑水能夠驅走體內的寒氣，解暑熱，提神醒腦。但是不能多吃，否則容易口乾舌燥。

蒜：大蒜的一個顯著特點就是可以殺菌，它可以消滅很多病菌。此外大蒜還可以預防腫瘤與癌症、排毒、降血糖、預防心腦血管疾病、預防感冒等等。

花椒：一般人都可以食用。它的功效主要包括止痛去癢、溫熱驅寒、降低血壓。

這四種調味料，每種都具有自己的特色，每種都在為人體的健康做著貢獻。當我們在烹飪時，如何讓它們和菜餚搭配在一起，使菜餚更健康美味呢？

一、蔥。蔥可以通絡陽氣，去除異味。因此，它可以和具有寒性的蔬菜搭配在一起烹飪，中和寒氣，例如：白蘿蔔、綠豆芽等。

二、薑。薑可以驅寒，在烹飪寒性比較大的海鮮產品時可以放一些，例如：燉魚中放入薑片、螃蟹蘸著薑末、大蝦撒上薑末等等。除此之外，烹飪海鮮時也應該放入薑。

三、蒜。在烹飪時放入蒜，不僅可以聞到蒜香味，還能夠起到殺菌除味的效果，製作異味很重的菜餚時可以放些大蒜。此外，肉食的膽固醇很高，若是在其中放入大蒜不僅可以解除這種憂患，還能提高營養的利用率。

四、花椒。花椒也可以去除異味，在烹飪異味很重的肉類時，可以多放些花椒，能使肉質更加鮮美。

蔥、薑、蒜、花椒就像柴米油鹽一樣，在我們的生活中不可或缺，從古到今，它們的調味作用是不可代替的。而如今我們對它們的功效和作用了解得更加清楚了，要讓它們發揮出應有的食療作用，才不枉做出的一盤菜餚所付出的辛苦。

在很多家庭中，都喜歡高溫爆炒，認為這樣可以讓調味料的香味全部溢出來。其實，這樣做只會破壞它們的營養，而且還會導致產生很多有害物質。

從「鹽」要求，健康一生

在我們的日常飲食中，鹽是不可或缺一種調味料。沒有鹽我們會食之無味，任何雞鴨魚肉、山珍海味沒有鹽來調味都會成為讓人嘔吐的食物。但是吃鹽太多會影響我們的健康，我們如何掌握好吃鹽的劑量呢？

很多上班族都追求食物的美味，為了讓菜更加好吃，通常在炒菜的時候會放很多鹽，這對我們的健康是十分不利的。鹽雖然可以讓飯菜更加美味，同時也是我們人體所需的不可缺少的元素，但是鹽吃多了容易引發高血壓。雖然在很早以前，人類就開始吃鹽，但是直到今天仍有很多人不懂得如何正確吃鹽，現在就讓我們學習一下如何吃鹽吧！

一、鹽不能不吃。我們平常所食用的鹽就是氯化鈉，它不僅可以讓食物變得有滋味，還可以為我們的身體提供鈉元素，維持體內的酸鹼平衡。如果經常不吃鹽或吃很少的鹽，人會感到疲倦，而且沒有食慾，甚至會出現嘔吐、腹瀉的現象。在這時就要立刻補充鹽分，否則身體就會脫水，引發出更嚴重的病症。

二、鹽不可多吃。食用過多的鹽分，體內會為了維持水分平衡而減少水分的排出，長期如此會使腎臟承受很大的負擔，對於有腎臟疾病或心臟疾病的人影響更大。如果腎臟承受不住了，大量的鈉就無法澈底的排出體外。人體中所含的鈉元素過多，就會導致身體出現不同程度的水腫，長期如此就會加大患高血壓、腦溢血以及胃癌的機率。

三、如何適度吃鹽。一般來說，正常人每天所攝取的食鹽最多為十克，患有高血壓以及腎肝疾病的人吃鹽要有所控制，在病情不穩定時還應該禁止吃鹽。對於運動量大的人來說，可以稍微多吃一些鹽。除以上情況外，一般人食用的飯菜盡量以清淡為宜，不可口味太重。

從以上介紹我們可以得知，吃鹽太多對身體的損傷很大，可是，有些人的口味一直是偏重的，若是烹飪時放鹽少了，就會覺得味同嚼蠟，這該如何是好？我們可以一步步的減淡口味，來試試下面的方法：

一、如果是喜歡買超市裡加工的肉類或蛋糕一類的食物，一定要注意包裝袋上的營養成分，看看含鹽量是多少。

二、在家中熬湯時，最好不要用從超市買回來的湯料，泡麵、餅乾等快捷方便的食物也盡量少吃。

三、如果覺得烹飪的菜餚少放了鹽沒味道，可以利用一些蔬菜中固有的味道，例如：番茄的酸味、洋蔥的辣味、香菜的香味等等。在菜餚中加入這些食物，鹽放少了也是很美味的。

四、在烹飪海鮮時，用檸檬汁代替食用鹽是個不錯的選擇。

五、在烹飪菜餚時，能少放醬油就少放，能不放就不放。

改變口味的清淡是需要一定的時間的，要逐漸較少鹽的攝取量，如果中途不小心多吃鹽了，在飯後就要多吃一些水果，比如橘子，它可以能使鈉更好的排出體外。嚴格控制自己的食鹽量，健康將伴隨一生。

我們需要適量吃鹽，補充體內的鈉元素。如今，在市面上又出現了幾種新型鹽，它們除了可以供給人們鈉元素，還可以起到別的作用，例如：加鈣鹽可以補充鈣質，加硒鹽可以抵抗癌症，加鋅鹽可以促進食慾等等。

記住，飲食還要根據體質選食物

體質展現在人的性格上、心理上、形態上等等，是由先天和後天兩個因素所決定的。人的體質分很多種，但是沒有一個人是單獨一種體質，最少也是兩個。此外，不同體質的人在吃同一種食物時還會出現不同的反應，這是為什麼呢？

陳女士今年三十歲，是某家公司的行政祕書，工作十分清閒，但是她卻感覺身上沒力氣，說話也懶得說，總想躺下來休息。有時公司召開年會，需要她來主持，對著話筒，她一講話就氣喘吁吁的，感覺很累。此外，每到季節交替時，她就會感冒，一感冒就要十多天才能恢復。陳女士會有這種狀況，是因為她的體質屬於氣虛體質。

不同的體質決定了每個人身體的健康狀況，有些人體質比較平和，那麼他就不易患疾病，而有些人的體質過熱或過冷，身體健康就會受到危險。不過，體質經過調理是可以改變的，在食療和醫療上都要下點工夫。但是在調理體質之前，我們必須要了解自己的體質類型，才能對症下藥。

一、平和體質。一般長壽的人會有這種體質，但是不能說明這種體質的人身體很強壯，但是身體的五臟六腑都很和諧，氣血通暢，情緒穩定，很少生病，即使生病了，自我恢復的能力也很強。

二、陽虛體質。這種體質的人十分怕冷，就算在夏天，手腳也是冰冷的，這是因為腎陽不足。陽虛體質的人沒有精神，容易出現關節疼痛、月經延後水腫、肥胖等症狀。

三、氣虛體質。氣虛體質的人通常肺臟、脾臟、腎臟功能不足，主要表現為血壓偏低、肌肉鬆弛乏力、易患感冒等等。

四、痰溼體質。痰溼體質的人脾臟功能不足，這種體質的人容易患上不孕症、頸椎病、高血壓、糖尿病、脂肪瘤等疾病。

五、溼熱體質。溼熱體質的人內環境又溼又熱，脾胃功能不通暢，主要表現為口臭、皮膚油膩、小便色黃、大便很臭、私處分泌物色黃等等。

六、陰虛體質。陰包括陰液、津液，陰虛體質就是缺少這兩種物質，主要表現為五心煩熱、形體消瘦、大便乾燥、口乾、容易煩躁等等。

七、淤血體質。這種體質的人血脈不暢，容易產生使身體疼痛的疾病，例如：生理痛、胃痛、頭痛等等，這種人也容易產生色斑和黑眼圈。

八、氣鬱體質。氣鬱體質的人體內氣行不暢，所以這類人經常會感覺不開心，總會生悶氣，還會出現胸腹、脅肋、乳房等部位疼痛的症狀。

人體的體質大致可以分為以上八種，當然每個人的體質都不太可能是單純的一種體質，大多都是幾種體質混合起來的。針對以上介紹，判斷一下自己屬於什麼體質，接著就來看看各種體質如何選擇食物吧。

一、平和體質養生。這種體制的人總體狀況很不錯，所以就順其自然，不要胡亂吃補藥。是藥三分毒，所以平和體質的人的養生原則就是保持良好的心態，順其自然。

二、陽虛體質養生，這種體質的人養生重在不損傷陽氣。在飲食上，不要吃生冷食物、例如：綠茶、海鮮、苦瓜、梨、西瓜等等，如果想要吃這些食物一定要搭配溫熱食物，這些食物包括薑、蒜、荔枝、櫻桃、辣椒、胡蘿蔔、棗等等。

三、氣虛體質養生。這種體質的人應該多吃一些溫和、有滋補作用的食物，例如：棗、龍眼、南瓜、山藥、馬鈴薯、葡萄乾、雞牛羊肉、鵪鶉等等，最好不要食用過寒過熱的食物。

四、痰溼體質養生。這種體質的人飲食要注意清淡，不要吃太多水果、喝太多水，可以吃一些健脾祛溼的食物，例如：薏米、生薑、鯽魚等等。

五、溼熱體質養生。溼熱體質的人最好不要食用油炸和燒烤食物，也不要多吃辣椒、甜食，還要遠離酒，多吃以下食物：綠豆、瓜類、芹菜、薏仁、海帶等，不宜食用有滋補作用的食物。

六、陰虛體質養生。陰虛體質的人不宜進補，應該多吃些水果，少吃辛辣的食物。這種類型的人可以食用枸杞、瓜類、檸檬、蘋果、香蕉、海鮮、豬肉、兔肉等食物。

七、淤血體質養生。這種體質的人可以吃些具有活血作用的食物，例如：韭菜、生薑、大蒜等食物，在夏天可以食用竹筍、蒟蒻、茄子、黑木耳等食物。

八、氣鬱體質養生。這類人適合食用柳丁、柚子、陳皮、絲瓜、玫瑰花、茉莉花、紅棗。

每一種體質都有它的優缺點，只要我們能夠揚長避短，去粗取精，不良體質就可以逐漸受到抑制，雖然不是說就能轉為平和體質，但是其他體質注意調養，也可以健康長壽。平和體質也不是百分百就能長壽，還是要看後天的修為。

體質會使人的內在環境發生變化，同事也會表現在外面。很肥胖的人，一般就是痰溼體質；而形體消瘦的人，一般是虛性體質。面黃、語音低怯，主要為氣虛體質；精瘦結實、精力十足，一般為陰虛內熱體質。

第五章

家是休棲的港灣，上班族要學會在家澈底放鬆

睡眠是你的資本和權利，不可放棄

每個人每天必須擁有睡眠，關乎人體的身體健康。在睡眠的時候，身體的一切機能都會放鬆，使它們在休息中得到調理。睡眠是不花錢就可以買到的滋補作用，也是生命中不可缺少的一環。

王小姐是某家企業的一名圖書編輯，工作很賣力，加班到深夜是常有之事。父母看著她這麼拚命工作十分心疼，但是她還是堅持加班。然而幾個月過去了，她拿到的薪水卻比沒加班工作的編輯還要少，因為她的工作效率很低。後來她的父母就認為她每天加班到深夜都沒有做正事，王小姐感到很委屈，就和同事說了此事。她的同事說：「妳是很努力，可是妳睡眠的時間都被占用了，腦袋經常昏昏沉沉的，怎麼集中精神寫東西呢？」王小姐的工作方法就是讓大腦「開夜車」，經常開車，誰能不疲憊？

現在很多上班族都把家裡當成了第二工作室，下班後繼續熬夜工作，然而大腦不是機械，有電就可以連續運轉。尤其是腦力工作者，每天擁有充足的睡眠是十分重要的，因為大腦在熬夜時就已經進入抑制期了，工作效率很低。正所謂「磨刀不誤砍柴工」，只有晚上有充足的睡眠，白天時大腦才可能更加興奮活躍。可是，上班族習慣了加班熬夜，不加班工作就不能完成，那麼該如何矯正上班族在適合的時間睡眠呢？

一、晚上提醒自己熬夜的危害，調整上床時間、不熬夜。每個人都知道熬夜會損害身體，但是總抱有一兩次熬夜沒有問題的僥倖心理。存在這種心理，熬夜就不止一兩次，所以我們要強化一下熬夜不好的思想，時刻想著熬夜會影響工作效率，會變得醜陋等等。經常自我暗示，強迫自己不熬夜。

二、不把熬夜完工當替補。有一部分人白天懶得工作，總覺得晚上完成就可以了，所以就變成了習慣性熬夜。這種類型的人，首先要端正自己的工作態度，白天的工作就要白天完成，況且多加班也不會有額外的薪水。

三、夜班工作者要補足睡眠。很多上班族的工作是輪班和夜班，可以的話盡量換個工作，如若不能，盡量在白天補充八小時的睡眠。

睡覺每個人都會，但是睡得舒服、睡得夠沉才能夠真正起到緩解疲勞的作用，這要取決於外界的客觀因素。但是我們可以調節這些客觀因素，使它們更利於我們的睡眠。

一、臥室的溫度。睡眠時需要室內維持在適宜的溫度中，如果人在睡眠的時候，周圍的溫度太低會影響睡眠品質；溫度太高會使人汗流浹背、心煩氣躁，也會影響睡眠。溫度最好恆定在二十一度至二十六度之間，以自己的舒適感覺為標準調節溫度。

二、選擇床具。好的床具帶來舒適美好的睡眠。床的寬度最好是肩寬的二點五倍至三倍，種類以木板床為佳，其次是藤床、椰棕床。枕頭的高低、軟硬要適合自己，枕頭過高阻礙頭部的血液循環，枕頭過低容易使眼瞼和臉部出現浮腫的現象。對於被子的選擇，最好使用品質較輕的、保溫效果好的，過於沉重的被子會阻礙血液循環，容易導致心腦血管疾病。

三、睡眠的環境。通常，黑暗的環境可以帶來良好的睡眠，如果睡眠環境過於明亮，睡眠會比較淺，不安穩。在白天睡眠時應該拉上窗簾，夜晚最好熄燈入眠，床鋪也盡量擺放到幽暗的地方。

四、睡衣的選擇。裸睡對人體的健康十分有利，但是大部分人喜歡穿著睡衣入睡，睡衣是貼身衣物，一定要選擇品質較好的才不會損害我們的健康。我們應該選擇針織睡衣，因為這種睡衣不僅吸汗舒服，而且很輕薄柔軟。

健康的基本要素就是吃和睡，吃好了，睡好了，身體就好了。所以上班族不要把睡眠當成是在浪費時間，睡眠是在補充能量，是安身立命之本。

睡眠品質高與低是有一個標準的，上班族們可以對照一下這個高品質睡眠的標準，看看自己的睡眠如何。具體標準：（1）入睡所需要的時間短。（2）在睡眠中，不易被驚醒。（3）早上不賴床，精神好。

看電視時也可以做做健康運動

電視是一個非常有吸引力的電器產品，可以讓人一整天目不轉睛的欣賞它，甚至會讓人忘記吃飯。但是經常以它為伴並不是一件好事，長時間看電視會影響人體的健康，還會使人發胖。但是邊看電視邊運動不僅可以鍛鍊身體，還可以減肥。

二十四歲的陳小姐是某家公司的行政人員，平時比較清閒，回到家中唯一的愛好就是看電視劇。她是個十足的韓劇迷，經常一邊看著電視，一邊吃零食，一看就是三四個小時。有時電視節目演的時間比較晚，她就會通宵看電視，第二天上班就會打瞌睡。這種「逍遙」的生活讓陳小姐的體重逐月遞增，當看到肚子上出現一個游泳圈時，她才後悔不已。經常坐著或躺著看電視很容易會讓身體發胖，再加上吃一些垃圾食品，那些食品添加劑、油脂全部被吸收到了體內，看電視不運動當然會讓自己越來越胖。

大部分上班族在忙完一天的工作回到家後，都喜歡陷進沙發中，握著遙控器看電視劇。看電視不用動腦筋，也不耗費體力，是很受上班族歡迎的一項娛樂活動，但是請捏捏你身上的肥肉，你願意這樣繼續胖下去嗎？不是讓你拋棄電視，而是讓你邊運動邊看電視，緩解一天的疲勞。減肥、健身，半小時就可以做到。首先你需要準備的就是一個四磅重左右的啞鈴，一塊墊子，其間可以穿插休息時間。現在我們來學習看電視劇時的動作：

一、前進式：向前邁左腿至適宜的高度，然後換右膝蓋做同樣的動作，重複做直到廣告時間。

二、踏步加踢腿：身體自然直立，原地踏步，數三下，右腿向前踢，接著再踏步，數三下，左腿向前踢。這個動作要求身體一直是自然直立的狀態。

三、橫跨步：先將右腳向右面橫跨出一大步，再把左腳慢慢的靠向左腳。接著將左腳向左面橫跨出一大步，再把右腳慢慢的靠向右腳。

四、後踢：將右腳向右面橫跨出一步，同時左腳向後踢。接著雙腳合併，左腳向左面橫跨出一步，右腳向後踢。

在看電視劇的時候需要眼睛集中在電視上面，所以不可以做太劇烈的運動。然而在廣告時間，我們可以換種方式進行運動：

第一組動作：

(1)快速跑：自然直立，雙腳分開，用很快的速度在原地跑半分鐘。

(2)彎曲挺進式：自然直立，雙腳合攏，雙手緊握啞鈴，手心向前，右腳向前邁出一步，然後彎曲做弓步。同時，將啞鈴抬起至胸部位置，手臂盡量貼近身體。然後將左腳向前邁出一步，動作相同。

第二組動作：

（1）高抬腿：在原地進行半分鐘慢跑運動，膝蓋抬得越高越好。

（2）划行式伏地挺身：雙腿著地，手握啞鈴按在地上，手臂分別於兩側伸展，將身體緩慢得向下壓低，收緊腹部。然後恢復到初始位置，右臂以右肩為中心划個圓圈，接著彎曲手臂，將啞鈴朝胸的方向抬起。再做一個伏地挺身，左臂再做一次右臂的運動，隔段時間重複做一組。

第三組動作：

（1）開合跳：自然站立，雙腳併攏，雙臂垂於兩側。然後向上蹦跳，雙腳分開著地，同時舉起雙臂。接著再跳起，雙腳併攏落地，雙臂置於兩側。

（2）靠牆蹲坐側舉：後背貼緊牆壁，手握啞鈴，然後將雙腿彎曲成直角，同時將手臂也彎曲成直角，接著將啞鈴舉至與肩膀平行的高度。堅持一秒鐘再放回原位。

（3）靠牆蹲坐擠肩運動：在靠牆蹲坐的姿勢的基礎上，將啞鈴舉過頭頂，然後手掌向前，手臂外翻，向內擠壓肩膀，手臂伸直後維持一秒鐘，再回復原位。

第四組動作：

（1）滑雪式跳高：合攏雙腳，從一邊蹦跳到另一邊，雙腳著地時彎曲腿部。

（2）手握啞鈴扭轉運動：坐在地面上，雙腳略微抬高。脫離地面，彎曲雙腿，然後將緊握啞鈴的手置於胸前，轉動身體和啞鈴。

工作一天的上班族，在下班應該做些運動，緩解肌肉僵直帶來的痠痛之感。這幾種「看電視運動」既可以讓你在看電視時放鬆精神與壓力，還可以讓你越來越苗條。「宅」在家裡的電視迷們不妨也試試這些運動。

一邊看電視的時候一邊做運動，不利於集中精神，會錯過最精彩的時刻，這裡有一個針對腿部的放鬆運動，不會影響你看電視。具體做法：身體自然坐直，翹起腳尖，端坐看電視的時候上半身保持不動，將腳尖用力向上翹起來，停留幾秒，你會發現整個小腿處於繃緊的狀態。然後放下腳尖，提起腳背，停留幾秒，再恢復原位，重複數次即可。

隨時隨地都可進行的小動作養生法

真正會養生的人，已經讓養生成為了習慣，在日常生活中時時刻刻都在養生，就像吃飯睡覺一樣。所以上班族要在生活的細節中發現可以健身的動作，隨時隨地進行養生，而不是工作一天後還要拖著疲憊的身體奔赴健身房。

上班族把一切可以利用的時間都用來加班工作了，就連週末的休息日也變成了工作日，讓他們特地出去跑步、走路、打羽毛球來鍛鍊身體似乎不切實際。針對這一點，專家建議，上班族可以在日常生活中做些小動作來養生，如放棄坐電梯，改走樓梯。在下面還有幾種小動作，不僅所耗時間短，而且對地點和道具也沒有特殊要求：

一、梳頭動作：雙手五指張開自然彎曲，中指為中心，緩慢從額頭梳至枕部，重複多次，頭髮會變得越來越柔軟，並促進頭部的血液循環。

二、按摩臉部：用雙手輕揉太陽穴，輪刮眼眶和鼻梁，可以美容養顏。

三、叩齒動作：用力咬合牙齒，然後鬆開，重複多次可以達到固齒的效果。

四、揉捏耳垂：經常揉捏耳垂可以改善神經和內分泌，因為耳垂上布滿穴位，透過揉捏、拉就可以適當的刺激它們。

五、轉動眼球：雙眼睜開，分別按照順時針和逆時針的方向轉動十幾圈，然後閉上雙眼，再睜開。長期如此，不僅會使眼睛充滿靈氣，還可以減輕近視以及遠視。

六、伸懶腰：工作兩個小時後伸個懶腰，可以促進肌肉的血液循環，改善疲乏。

七、打哈欠：當你感到壓力過大，工作緊張時，打個哈欠可以讓你吸入更多的空氣，增加血液中氧氣的含量，從而改善疲乏的狀態，緩解緊張的情緒。

八、做手指操：伸開雙手，按照一定的順序一個手指接著一個手指的進行彎曲，要有疼痛感。長期如此可以遠離心臟病。

這些小動作看似很簡單，作用卻是不可小覷的，但是一定要持之以恆才會有意想不到的療效。這些動作都是需要刻意去記才可以去實施，然而在生活中可能會想不起這些小動作，那麼，就來看看下面的小動作，讓你刻意在刷牙洗臉間記起的小動作。

一、早上醒來。剛剛從夢中甦醒，坐起來做個伸展運動吧。後背靠在床頭上，兩臂向後伸展並舒展身體。這種伸懶腰運動，刻意增強橫膈膜的運動，還可以牽動全身，使肌肉呈現收縮的狀態，從而刻意促進血液循環，使人頭腦清醒。

二、穿衣。在穿衣服的同時不要忘記做一下運動，雙手置於背後，然後握緊盡量向上拉伸，抬頭挺胸。這種動作可以維持美好的胸型，防止胸部下垂。

三、如廁。大部分人上廁所都要五分鐘左右，所以不要浪費這個空暇時間，在如廁的時候做一下叩齒運動。這種運動促進局部的血液循環，使牙齒更加穩固，更加健康。此外，叩齒會刺激口腔分泌唾液，十分有利於消化。

四、刷牙。在早晚刷牙的同時，可以做提肛運動。做法是：在吸氣的時候提起肛，收腹，吐氣時緩慢放鬆肛門，重複做多次。提肛不僅可以有效防止便祕和痔瘡，還可以防止內臟下垂、胃腸功能紊亂。

五、穿鞋。蹲下來穿鞋代替坐著穿鞋，這個動作似乎不是很大，但是可以使小腿和腳踝處得到鍛鍊。

六、洗澡。洗澡是很享受的事情，不僅使人變得更美麗雪白，還可以鍛鍊手臂的肌肉。具體做法：首先，抬起右手擦拭後背的右上方和左下方；接著將右手於下方向左上方平移；然後換用左手，做法雷同，連續做幾次可以鍛鍊手臂的肌肉。

所以說健身不一定要去健身房，養生在生活中穿梭自如，無處不在，每一個動作或是活動都可能成為養生的小動作，掌握以上小技巧，在家也能養生。

利用生活中的動作健身不僅有利於健康，還會讓你的生活增添樂趣。例如拿到報紙的時候改變以往坐著看報的習慣，站著讀報一定另有一番感覺，上半身挺直緊貼牆壁，膝蓋彎曲成直角，讀一條新聞，休息一下，然後重複做運動。

做家務要健康

家家有本難念的經，家家都有做不完的家務。在外租住房屋的上班族除了每天要工作，還要抽出時間收拾家務，這樣的生活真是不輕鬆。可是換個角度，你就會發現做家務也是一件樂此不疲的事情。

宋女士是一位全職太太，最近喜得貴子，之前她非常注意鍛鍊身體，如今有了寶寶時間就沒那麼充裕了，所以她請了一個保母幫忙，而家務就包在自己身上，由於房間很大，來回收拾可以鍛鍊身體，其餘的閒雜時間，宋女士就陪著寶寶玩。她認為她每天照顧寶寶、打掃家務也是一種運動。事實證明，宋女士的做法是對的，因為她的身材很勻稱，也十分健康。所以家庭婦女不一定都會身材走形，經常做家務完全可以保持美好的身形。

但是，沒有人喜歡做家務，做了也是逼不得已的。大多數上班族都會把做家務的時間定在週末，因為工作日的疲憊使他們恨不得找個地方就躺下，怎麼會做家務呢？然而，堆積一週的家務活動乏味又沉重，上班族們對此表示非常無奈。其實，只要你端正做家務的態度，把它看成是一種健身活動，不僅能夠清潔房間，還可以鍛鍊身體，一箭雙鵰，做家務就不再是件令人愁苦的事情了。當然，我們要了解如何做家務才能鍛鍊到身體：

一、將做家務舉一反三。想要把家務變成一項健身活動，在做家務的過程中就要可以去刻意誇大某些動作，例如在清掃房屋時腰部和腿部需要用力，那就可以把掃地轉換成扭腰的活動，一邊掃、一邊扭腰。根據這個例子，舉一反三，你會收穫更多。

二、改變姿勢。經常低頭洗菜、挑菜，頸部會感到很痠痛，如果把菜舉高，抬頭洗菜、挑菜，就可以防止頸椎受損，還可鍛鍊手臂的肌肉。其他家務也是如此，如果再做家務時感覺到哪裡疼痛，就換個姿勢。

三、保持愉快的心情。經常承擔太過勞累的家務，會使人心生反感，不利於身體健康，因此做家務還要保持愉悅的心情。打開音樂，在房屋裡懷著快樂的心情靜靜的掃地、修剪花草，想旋轉就旋轉一下，繁重的工作就不再繁重，既鍛鍊身體，又修養身心。

美國專家經過研究得出，做家務可以消耗卡路里。也就是說，一定量的做家務，可以減肥瘦身。現在我們來看看做家務中的具體動作是怎麼達到健身效果的：

一、整理床鋪。彎曲腰部，收縮臀部，右手平放在床鋪上左右來回平移，再換左手做同樣的動作，鍛鍊腿部和肩膀。

二、洗碗。雙臂在洗碗的時候自由伸縮，此時胸肌也會受之牽動。可以鍛鍊到手臂和胸肌。

三、掃地。掃地的工作盡量大一些，拿著掃帚的手臂盡量往遠處伸，然後扭動腰部，可以鍛鍊手臂和腰部。

四、擦玻璃。在不轉動方向的基礎上，右手擦拭玻璃的最左邊，左手擦拭玻璃的最右面。擦拭上方玻璃時，翹起雙腳，手臂盡量向上伸。這樣皆宜鍛鍊手臂和腳關節。

合理的進行做家務，有益於身心健康，但是要懂得適當休息。不停歇的做家務，會使效率越來越低，而且還會感覺十分勞累，好心情自然就消失了，健身的效果也不會理想。所以要懂得適當休息，工作如此，家務亦如此。

如今家務已經不再是女性的義務了，男性也應該加入其中，在做家務中，互相幫助、說笑調侃絕對是雙方感情的潤滑劑。這種活動會因為男性的加入變得十分有趣，它會讓彼此的心情感到舒暢，愉悅的心情也是利於身體健康的。雙方長期一起做家務，不僅會增進感情，還可以預防疾病。

流傳在小資家庭中的夫妻互助放鬆功

有人說，家是最放鬆的地方。兒童時代我們在母親的拍打中就會放鬆下來進入夢鄉，而成年後，愛侶間的溫柔撫摸也可以讓你一天疲憊的心找到溫柔的港灣，這種撫摸也包括夫妻間的按摩。

對於已婚的上班族來說，繁忙的工作使得夫妻兩人甜蜜說情變成了一件極其奢侈的事情。不是不再相愛，而是太忙了，為了家庭的建設必須如此辛勞工作。但是，親愛的已婚上班族，其實你們的生活可以變得豐富多彩，而不至於讓愛情消亡在工作中。其中的一個心法就是：彼此雙方按摩放鬆。勞累了一天，夜晚不要急於爬上床，夫妻二人在家中找一處靜謐的地點，幫對方溫柔的按摩，既可以驅趕一天的辛勞，還可以增進雙方感情，這不是一舉兩得嗎？那麼，在這之前，我們需要做哪些準備呢？

一、溫馨的環境。房屋要足夠的溫暖、靜謐，燈光最好昏暗柔和一些，有條件可以播放一些迷離的曲調，這樣在享受按摩時，便會全心全意放鬆下來。

二、舒適的地點。按摩的地點要盡量平坦、舒適。

三、一瓶潤滑油。潤滑油可以增加手掌的滑膩度，可使按摩順滑流暢。氣溫過低時，要將其加溫使用。注意潤滑油是滴在手中的，而不是被按摩者的身上。

四、貼身的內衣。在按摩的時候如果不想全裸，可以穿上內衣，但是內衣一定要貼身。

一切準備就緒後，就可以互相按摩了。當然，對於上班族來說，可能並沒有經過專業按摩訓練，但是夫妻互相愛撫、關愛、享樂就一定可以達到放鬆保健的目的。不過對於按摩也不能一無所知，一些基本的嘗試還是要掌握的：

一、脊背按摩。讓你的伴侶躺下，自己雙腿跪地，按摩對方的脊背。因為在一天的活動中，無論你處於什麼樣的狀態，你的脊背都是最受力、最緊張的地方。按摩時把雙手拇指相對置於對方脊背上，上下平滑多次，滑至肩膀時捏揉肩膀的肌肉，接著雙手輕輕拍打或捶擊脊背。注意在這個過程中，動作要由輕到重，再由重到輕。

二、臀部與腿部按摩。這個部位布滿神經末梢，所以對外界的撫摸和刺激都比較敏感，按摩時也會感覺十分舒適。按摩時將雙手平放在臀部，按照相反方向揉，揉搓的力度和上面一樣。接著用之間輕輕點擊臀部。最後，用雙手揉捏、捶打大腿及小腿。

三、頭部按摩。雙手手指相對上下平滑額頭，接著輕輕撫摸臉頰，然後用雙手大拇指稍用力按摩太陽穴、印堂穴、百會穴。

四、胸腹部按摩。在對胸腹部進行按摩時，動作一定要輕緩，用雙手撫摸、輕柔胸部，還可以用抖動的方法，而腹部應該使用平滑的手法。

五、足部按摩。足部按摩一定是整個按摩過程中不可缺少的部分，按摩腳部可以對全身器官起到很好的保健作用。此外，揉捏足趾還可以帶來愉悅的感覺，所以，按摩足部可以時間長一些，用手托起腳，然後按照順序揉捏足趾。

夫妻間的互相按摩是一個非常享受歡樂與溫馨浪漫的過程，在按摩館裡也找不到這樣如此美妙的感覺。雖然沒有純熟的技術，但是也許會達到令人意想不到的效果。對於已婚上班族來說，這絕對是一項浪漫與健康的小遊戲。

這種按摩活動進行不要太過頻繁，一週兩次或三次即可。而且在按摩時還要注意不要撫摸有傷口、傷疤等部位，正在生病時也不可以進行按摩。在按摩時最好詢問對方的感受，以改進按摩手法，達到更好的放鬆效果。

沐浴是家居環境中舉足輕重的養生法

每逢疲憊不堪、滿頭大汗的時候，我們都恨不得馬上衝進浴室，沖洗一身的汗臭味。但是你未曾想過為什麼洗過澡後就會一身輕鬆，疲勞全消。它之所以如此神奇，是因為沐浴也是居家養生的一部分。

當然，在居家沐浴中，我們所選擇的都是熱水浴，對於當今的上班族來說，幾乎一進家門就直奔浴室，因為他們需要洗掉一身的灰塵和汗水。上班族都知道沐浴可以清潔身體，但是對於其他益處則毫不知曉，下面是熱水浴的主要優點：

一、可以去除汙垢、促進排汗。人體每天都要排出汗液、皮脂和皮屑，因為只要人活著，就會有新陳代謝產生。這些代謝物遇到空氣中的灰塵就會形成汙垢，堵塞毛孔和汗腺，不利於血液循環，使人加快衰老。而透過熱水浴可以清潔皮膚，有效避免了細菌生長繁殖和感染，使皮膚潤滑、細嫩。

二、能夠消除疲勞。用熱水洗澡，可以加速血液循環，放鬆肌肉，從而消除身體中一些廢物及代謝物質，進而使人神清氣爽、清除疲勞。

三、有助於睡眠。熱水浴可以鎮定人體的神經，促進睡眠。

四、可以美容養顏。皮膚上堆積的汙垢以及乾燥缺水都會導致小細紋的出現。透過熱水浴，可以清理汙垢，幫皮膚補充水分，從而使皮膚不易衰老、產生皺紋。

熱水浴的好處如此之多，去汙美容一舉兩得，但是大部分人的洗澡順序是錯誤的，不要以為洗澡就是渾身亂洗一通，沒有所謂的順序，其實，這也是很講究的：

一、「沐浴前奏」：洗臉。進入浴室，打開熱水，你首先要做的就是清理你的臉部。因為熱氣會迅速打開毛孔，累積在臉上一天的汙垢就會趁機鑽進你的毛孔，這些東西聚集久了就會撐大毛孔，形成痘痘。所以如果你臉上本身就長有痘痘，洗熱水澡時，第一件事就是清潔你的臉，當然水溫不可太高。

二、「沐浴進行時」：洗澡。洗完臉後就正事進入洗澡的階段了。用偏熱一些的水清洗身體，可以促進血液循環，還可促進排汗，消耗身體的熱量，有助於減肥。

三、「沐浴片尾曲」：洗頭。經過洗臉、洗澡，頭髮已經在熱氣中蒸得潮溼滋潤了，這時，洗頭髮的效果最好。注意，洗完頭髮一定要沖洗全身。

經過沐浴三部曲，一定會讓你成為一個清新亮麗、膚色雪白的大美女、大帥哥。出入職場的上班族，需要的正是這種既簡單又實惠的美容養生良方，不花費一分一毫、不累得滿頭大汗，便可輕鬆瘦身美容。

在沐浴養生中，要為職場人士提出的建議就是，不可飽腹洗澡。因為經過熱水的刺激，皮膚外表的血液循環加快，血管擴張，更多的血液流向皮膚外表，而體內的血液相對減少，不利於食物消化，導致心肌缺血而暈厥。此外，還會出現胸悶、心慌的症狀。

泡腳是流傳千年的養生法

俗話說，「寒從腳起」，所以想要病不侵體就要保護好我們的腳部。而想要達到養生的效果，也要在腳上下工夫。現在都流行足底按摩，但是與其費力氣揉捏腳部，不如用熱水泡泡腳，同樣能夠起到保健的作用。

李婆婆今年已經六十歲了，退休以後，很想找些事情做，後來在鄰居的幫助下，在一所幼兒園做飯，一做就是三年。由於年齡越來越大，老人經常會覺得雙腿疼痛，回到家就想躺下來。後來身為中醫的女兒得知了這件事，就幫李婆婆買了一個泡腳盆，並讓她每天晚上睡覺前用熱水泡泡腳，過了一些時日，李婆婆的雙腿漸漸不那麼脹痛了，而且精神越來越好。泡腳可以促進睡眠、緩解疲勞，李婆婆每天都泡腳，每晚都可以睡得很香，當然精氣十足了。

上班族經常在辦公室裡走來走去，回家還要擠大眾交通工具，晚飯也要自己解決，一天下來疲憊不堪。這時你要告訴自己：睡覺前泡泡腳放鬆一下吧！我們都知道腳十分遠離心臟，所以熱氣不足，寒氣也容易從寒冷的腳步進入人體。用熱水泡腳可以帶來溫暖，還可以消除疲勞。若是在其中加入一些中藥，皮膚透過吸入這些藥物送至全身。那麼泡腳究竟都有哪些好處呢？

一、緩解疲累。假如你累了一天，腳部疲勞無力，趕快泡個足浴吧。但是要注意，水一定要高過踝關節。

二、減少失眠。用熱水泡腳，會使全身的血液向腳部流去，大腦的血流量就減少了，進而讓人感覺睡意。此外，腳底上對應著身體各部位的神經，所以泡腳會影響大腦皮質，使人感到放鬆，利於睡眠。

三、調理內臟。我們都知道在腳掌處有很多穴位，用熱水泡腳，就等於溫灸穴位。水的熱力和浮力可以刺激腳上的穴位，從而刺激各肝臟的穴位，有保健身體的作用。

四、利於身體排泄。熱水泡腳時，血液循環加快，身體會略微出汗，有利於身體排出毒素、提高新陳代謝。

五、治療相應疾病。在熱水中加入中藥可以治療身體相應的疾病，但要注意在購買中藥時，一定要諮詢中醫，這樣才能有針對的醫治疾病。

泡腳對於身體的調理和疾病的治療的確是個不錯的方法，但是在泡腳之前一定要知曉正確泡腳的方法，使用錯誤的方法泡多少遍效果都不會很明顯。

一、腳桶。泡腳時水一定要足夠深，最好選用比較深的木桶，因為足夠的深度不易散發熱量。

二、加熱設備。一般泡腳桶都是不具備加熱條件的，如果水溫變涼，就要隨時加入熱水。所以為了方便，可以提前準備一個熱水瓶放在旁邊。

三、泡腳效果。泡腳的最佳效果是額頭略微冒出一些汗，大汗淋漓反而不好，因為流失太多汗液對心臟有害處。

四、泡腳時間太長。泡腳時間太長對身體沒有好處，半個小時左右為宜。老年人泡二十分鐘就可以了，再久一點容易心慌。

五、泡腳時段。一般人在晚上九點泡腳最好，因為這個時候，腎經氣血比較衰弱，此時泡腳可以補腎。而對於上班族來說，早上泡腳可以提神健腦，利於一天的工作。

用藥物泡腳可以治療身體疾病，而對於身體健康的認識，可以在泡腳桶中加入一些醋、精油、牛奶等等，醋可以消除腳臭，還可美白潤膚。其他物質也可以起到相應的作用，只要你能想到的，就可以加入泡腳桶中，讓泡腳變得更加有趣。

當我們在泡腳時，可以在泡腳桶中加入一些鵝卵石。腳上布滿穴位，而踩在鵝卵石上就等於在針灸，可以貫通脈絡，調理五臟，比熱水泡腳效果更加明顯。此外，鵝卵石要盡量光滑一些，大小相近即可。

也試試備受現代人推崇的芳香精油浴

沐浴就是洗澡，在沐浴時加入一些具有療效的物質就可以達到養生的效果。上班族經過一天勞累的工作，回到家中可以泡在水中，緩解一天的疲勞，找回精神飽滿的自己，如果在其中加入一些物質，便可以調理身體。

工作完畢，愁苦煩悶，步履維艱的打開房門，如果肌餓感不強，趕快去浴室沐浴吧。消除的你不良情緒和滿身疲憊，然後神情飽滿的出現在家人面前，享受家裡的溫馨。沐浴可以促進血液循環、行氣活血、振奮精神、加快新陳代謝等等，可是，我們應該如何沐浴才能起到最好的效果呢？首先來看看應該準備些什麼：

一、浴缸。浴缸的長度與深度要根據沐浴者的身高來決定，浴缸太深會不方便。

二、粗手套、擦背巾、海綿、長柄浴刷、浮石。沐浴液倒入手套裡使用，可以清潔皮膚；擦背帶用來清理雙手夠不到的背部；海綿可以澈底的清潔皮膚；長柄浴刷可以清理雙手難搆到的地方，還可以加快血液循環；浮石可以除掉腳部、膝蓋和肘部的死皮。

三、沐浴液、肥皂、磨砂膏、浴油、浴鹽、香精、草本植物。沐浴液和肥皂要選擇具有保溼效果的、含天然成分的。磨砂膏可以去除毛孔中的死細胞，促進皮膚新陳代謝。在空氣乾燥或是皮膚乾燥的時候，浴油就成了皮膚的救星，可以將它滴入浴缸中，數量依皮膚性質而定。浴鹽可以軟化水質，並且不同的浴鹽有不同的療效。滴入香精浴缸散發出的香氣，可以使人得到。而乾花瓣等草本植物可以帶來不同的療效和樂趣。

四、潤膚霜或乳液。用於浴後塗用，可使肌膚柔滑如絲。在冬季，最好選擇有保溼效果的潤膚霜或乳液。

準備好這些物品，我們就可以進入沐浴的階段了。一般家庭中都採用熱水浴，這種方法可以起到一定的養生作用，但是我們下面所介紹的方法是在熱水中加點料，從而起到更好更多的養生作用。

一、酒浴。酒浴不僅可以保持良好的血氣循環良好，使健康的人精力更加充沛，更可以發揮驚人的美容效果。酒的品種不同，作用也不同。比如：白酒浴可除去風邪，漂白皮膚，祛除黑斑、雀斑；糯米酒浴還可健胃消食；啤酒浴能減少皮膚皺紋；而山楂酒浴則對生理痛有較好的療效等。

二、牛奶浴。牛奶有吸附的作用，可以排出毛孔中的異物。而牛奶浴也具有美容的效果，能使肌膚更年輕、更光滑細膩。不僅如此，還可以消除疲勞，促進睡眠。

三、醋浴。醋浴非常經濟實惠，享用起來很方便。它可以防止脂肪合成、促進脂肪分解、淨血，殺菌止癢。經常洗醋浴的人，皮膚滋潤、光滑、白皙。長期使用這種方法能使指甲光亮剔透，對暗瘡和粉刺起到抑制的作用。

四、鹽浴。用鹽沐浴，既可以清潔皮膚，又可治病。感冒的時候，也可以享受一次鹽浴，因為鹽可以收緊皮膚，從而保持體溫。

五、茶浴。茶浴可以加快皮膚代謝，還可以緩解皮膚衰老，美白潤膚。

六、小蘇打浴。小蘇打溶在水中產生二氧化碳可以穿過毛孔及皮膚的角質層，既加快了血液循環，還使人有爽快之感。

七、蜂蜜浴。蜂蜜浴會使女人的皮膚更光亮柔軟，對極度疲倦的人也大有好處，可以使人精神振作、精力充沛。蜂蜜浴最適合皮膚乾燥的老人。

當然，以上沐浴方法只是所有沐浴方式中的一小部分，其他方式還有蔬果浴、精油浴、泥浴、森林浴、海水浴等等，有些方法我們在家中就可以嘗試，針對自己的膚質選擇一款適合你自己的沐浴方式，不僅可以養生，還可以美容瘦身。

說到沐浴瘦身，那麼有一種沐浴方式非常適合想減肥的上班族，就是薑醋浴。生薑中的薑辣素，會使血液流動變快，同時使毛孔打開，增加排汗量，散發體內多餘的熱量，從而達到瘦身的效果。做法是在加入煮過的生薑、酒、醋的浴缸中泡幾分鐘，然後暫停幾分鐘再泡，重複幾次就可以了。薑醋浴不僅瘦身美白，還可以治療腰痠背痛。

家居生活，路不可少走

愛因斯坦說：「我平時喜歡步行，運動常帶來無窮的樂趣。」這麼說來，走路是可以帶來愉悅的。對於上班族來說，不僅要盡量走路去上班，在家中的任何活動也要盡量考慮步行。既能鍛鍊身體，又能節約能源。

古人道：「千里之行，始於足下。」雖然在現代社會出現了腳踏車、汽車等交通工具，但是步行是誰也不能取代的。如果上班族在平時上班時使用的是交通工具，那麼在家中就盡量步行吧。經常運動我們人體的「第二心臟」——腳，可以提高心肺功能，加強對心臟的保護。但是你知道在居家走路鍛鍊時應該做哪些準備工作嗎？

一、鞋。在步行運動時，穿錯鞋會使雙腳容易受傷，所以選擇一款適合運動也適合你自己的鞋十分重要。這個時候就不要吝嗇打開你的錢包了，選擇一款高等級的、大小合適的、防滑性能好的鞋，可以讓你享受到運動的快樂。

二、運動裝。不同的運動應該選擇不同款式的運動服，而對於步行運動可以選擇穿起來休閒、美觀、舒適的運動服。

三、水壺。在戶外進行步行運動時，水壺是必備的用品，在運動的過程中會因為流汗而使身體缺乏水分，在口渴難耐時，就可以及時補充水分。

四、運動眼鏡。運動眼鏡可以在運動時保護眼睛，而走路這項運動並不屬於劇烈運動，所以選擇偏光太陽眼鏡就可以了，它可以使眼睛不受反射與散射的作用，讓人很清楚的看清前方道路。當然如果你覺得沒有必要，MP3 運動眼鏡也是一個不錯的選擇，特別適合單獨步行的運動者。

五、時間。有些人喜歡晨間鍛鍊，有些人喜歡晚間鍛鍊，而上午十點和下午三點左右出來鍛鍊比較健康，因為這兩個時段的空氣品質比較好。

六、準備運動。在步行運動之前要先使自己進入到運動狀態，活動一下筋骨和肌肉。

一切準備就緒後，就要開始步行了。走路可以預防和減輕很多疾病，但是如果你想更快的達到保健的作用，就要對症步行：

體弱者：想要調節自己的身體，就要大步甩臂向前走，盡量在飯後進行。

肥胖者：肥胖的人只有長時間走路才能減掉肥肉，每次以一小時為宜，而且速度要快。
失眠者：睡前在外面步行半小時可以促進睡眠，但是速度一定要緩慢。
冠心病患者：用餐後，緩慢步行可以減輕血管硬化的症狀。
糖尿病患者：用餐後，在外面大步向前走，並用力擺臂甩腿，每次堅持半個小時以上，以避免血糖升得過高。

有針對性的進行步行運動，可以發揮出步行的最大健身效果。長時間的工作讓上班族得了各式各樣的慢性疾病，所以放假在家中時，上班族可以根據以上分類，選擇一款屬於自己的步行方式，逐漸改善病情，讓身體日益健康強壯起來。

為了步行運動可以持之有恆的進行，上班族最好在運動前制定一個健身計畫。對於剛剛加入步行運動團隊的人群，一週進行三次至四次即可，速度位置在正常水準就可以，步行時間不少於十五分鐘，然後根據自身的鍛鍊情況，慢慢提高步行要求。

琴棋書畫，家中不可忽略的風雅

琴棋書畫在中國古代被稱為「四雅」，是文人雅士在生活中不可缺少的閒情逸趣。這種活動不僅可以陶冶人的高尚情操，還有利於身體健康。在現代，這種「四雅」活動仍舊是家中不可忽略的風雅。

在古代流傳著這樣一個故事，隋煬帝疾病纏身，宮中御醫束手無策。於是廣招天下醫術高明之士，前來替皇帝治病，一名醫者就被選中。經過仔細確診病情，他命人拿來兩幅畫掛在臥室供皇帝觀賞。其中的一幅《京都無處不染雪》，畫面氣勢逼人，漫天飛雪，白雪皚皚。他望著這幅畫，立刻就感覺全身透涼，熱意消退。而看了《梅熟季節滿園春》，嘴裡立刻生出津液，再也沒有感到口乾舌燥。經過長時間反覆欣賞畫作，隋煬帝的病竟然消失不見了。

文人雅士、遷客騷人、窈窕佳人，琴棋書畫皆是樣樣精通，或攜壺吟唱，或閨房彈奏，又或題詩作畫，種種活動都可以展現古代人的生活豐富多彩，他們的精神與身體一都是充實著健康的光芒，這一切都與「四雅」息息相關。當代上班族回到家中，與其窩在沙發中看電視，不如在臥室小彈一曲。在提升自己人格魅力的同時，擁有了健康的身心。然而很多人對於這「四雅」並不十分熟悉，它們究竟指的是什麼？

一、琴。「四雅」中的琴指的是古琴，作為「四雅」之首的古琴，亦是中國最早的彈絃樂器。伯牙絕弦，高山流水，知音難尋的淒涼故事流傳至今，這其中的樂器指的便是它。

二、棋。這裡的棋指的是圍棋和象棋。圍棋的要領在於策略，雙方分別使用黑白棋子在格子棋盤上一分高下。它也是起源於古代，其中最有名的故事便是弈秋。象棋也是二人分勝負的棋類遊戲。還有一些棋類遊戲，包括國際象棋和將棋。

三、書。「四雅」中的書指的是書法，而非書籍。在書法中所涉及的筆墨紙硯是文房四寶，透過使用上等的筆墨紙硯書寫出藝術又有特點的漢字就是書法。

四、畫。「四雅」中的畫指的是中國畫，作畫工具可以使用毛筆、軟筆，甚至是手指。顏色不只墨色一種，可以使用多種色彩。

琴棋書畫，每一種情趣都是一種修養身心的活動，從古到今，經常握筆書畫的文人騷客，無不獲得了長壽。所以書畫也被稱為「紙上太極」。當代的上班族是整個社會中最應該鍛鍊身心的人群，琴棋書畫會一種即可，多而不專。對於琴棋書畫的養生效果，可以從四方面來概括：

一、琴。琴所代表的就是音樂，而聽音樂會能帶來美好的心情，改善不良情緒。此外，音樂中的韻律、節拍對於人體都有很好的刺激，可以促進血液循環，使人心胸開闊。一首流暢清新的曲調可以使人沉醉其中，隨曲而舞，心情豁達明朗。而一首亢奮激昂的曲子，可以振奮人心，積極樂觀……時常保持樂觀的心情，疾病便不會輕易入侵。

二、棋。下棋可以鍛鍊人的思考，在雙方歡聲笑語中還可以得到愉快的心情。經常思考，大腦可以得到鍛鍊，不易衰老。

三、書。練習書法要求手腕、手肘和腰部運動自如，站姿端正，而這樣一來，全身就處於舒適的狀態。時常書寫，可以促進血液循環，鍛鍊腰部。

四、畫。寫生是建立在觀察大自然的基礎之上的，一邊欣賞風景，一邊揮動畫筆，不僅獲得了精神上的愉快，還活動了筋絡。此外，在創作繪畫中，大腦想像是十分重要的，閉上雙眼，放慢呼吸，尋找大自然的靈氣所在，絕對會使人達到忘我超脫的境界，改善血液循環，陶冶情操。

當代上班族在茶餘飯後、工作之餘可以做一位高雅之士，把自己寄託於音律筆墨之上，體會「四雅」之樂，不僅使自己在精神上超脫凡俗、愉悅豁達，還可以延年益壽，有益身心健康。

養生首在養心，心靜方可安神。而達到心靜的狀態最好的活動便是寫字作畫，因為想要寫一幅好字、作一幅好畫，首先就要保持平和安寧的心態，靜下心來才可以肆意想像在天地自然之間。所以寫字作畫可以轉移糟糕的情緒，翱翔於開闊明朗的想像天地，漸漸改變你的心態。

綠色家居，要學會安全的家居打造方案

生活在現代的人們，對於綠色的嚮往越來越強烈了。因為在都市中，呼吸到的、看到的，都是被汙染的空氣和綠色，因此，人們更希望在家中找到一片綠色的淨土，從地板到牆壁，從客廳到廚房，都要展現綠色、無汙染。

這一點對於年輕上班族來說，表現得更為突出。因為他們受到的汙染更為嚴重，不管是在上班路上，還是在辦公室中，每處的汙染都對健康的生命造成威脅。所以對於家居則更看重無汙染。那麼，想要打造安全的家居，首先要在設計上盡量減少裝潢材料，通風也要注意。然後，就要考慮家居的品質了。具體來說，打造安全家居主要有一下幾方面：

一、裝潢設計。首先裝潢設計盡量做到簡單、實用；然後選擇的裝潢材料盡量使用節能型材料；裝潢設計時要考慮室內的通風條件。

二、裝潢材料。對於裝潢材料的選擇，要選擇綠色環保、無汙染的產品；盡量不使用原木材料，多使用可以再生的材料，減少資源浪費。

三、施工技術。施工技術最好要做到無毒、無汙染；監督施工現場，減少浪費水、電的行為；管理好施工現場，減少粉塵、廢氣對環境的汙染；處理好施工現場的垃圾，該扔則扔，回收可利用的資源。

四、對家居環境檢測並治理。剛剛裝潢完畢的房屋，檢測一下室內的空氣品質，品質達標後才可居住在裡面；新裝潢的房屋要經常定時的開窗通風，盡快散去家居中的汙染物質。

我們可以透過選擇綠色無汙染的家具材料和通風來消除室內空氣汙染，而對於噪音汙染，我們無法澈底解決，而長期處於噪音中，會影響我們的聽覺，帶來神經上的傷害。對於這個，我們只能透過對家居的設計來減輕它的威力。

一、窗戶設計。對於面對街道的房屋，在選擇玻璃時最好使用隔音玻璃，隔音玻璃很厚，可以有效降低雜訊。但是太厚，對於樓房來說不利於改造，這時，可以選擇功能較好的塑鋼門窗，同樣可以達到隔音玻璃的效果。

二、房門設計。密度大的房門可以達到很理想的降低噪音效果，比如實木門。也可以在門中加入填充物，或者把門板設計成凹凸有花紋的，都可以減小噪音。

三、牆地設計。牆面太光滑會反射聲音，可以將牆壁弄得粗糙些，用壁紙或軟木板覆蓋牆面就可以減輕噪音。而對於地面最好採用靜音軟木板，地板不過於硬實可以吸音。

四、家居設計。在家具材料的選擇上盡量使用木質的，木質纖維有很多孔，可以吸音。布質的窗簾及地毯隔音效果也是非常不錯的。

當然除了在房屋設計以及家居材料上要打造綠色室內環境，還可以在室內擺放一些花草，每天它都可以淨化有毒氣體。不僅如此，很多花草都是中草藥材，所以在泡茶時隨便摘取一些，放入茶杯中非常方便，既可綠化環境，又可提供免費藥材。

安全的家居與色彩息息相關，患有心腦血管疾病的人的房間最好採用黃色或橙色的色彩。紅色會導致心情浮躁、心臟跳動加快，而藍色會使脈搏變緩。對於低血壓病人來說，紅色是個很好的選擇，使血壓有所上升。

卸掉化妝品，讓皮膚澈底呼吸

擠在大眾交通工具裡，環顧四周，不難發現，大多數人都有上妝的習慣。愛美之心，人皆有之，可是那樣的「後天美麗」會使你離衰老又進了一步。

張女士從事銷售化妝品的工作，因為銷售的是化妝品，所以要求員工必須保持臉部潔白無痕，所以張女士每天都在家中花很長時間來化妝，化妝品鋪了一層又一層。最近，她化妝後突然看見臉上有大塊的紅黑色斑點。經醫生證明，她所患的疾病為皮膚炎。這是因為化妝品堵塞了皮膚的毛孔，再加上臉上汗液的刺激。

都會男女注重儀表是正常的，但是在往臉上施加一層層白粉的同時，你是否知道你正在一步步破壞自己的皮膚？更有甚者，已經達到了不化妝堅決不出門的地步，這樣的人已經對化妝品形成了心理依賴，而且對於越來越糟糕的皮膚，他們只能為了遮蓋而施加更多化妝品，這樣就形成了惡性循環，皮膚越來越糟糕。

夏季不宜濃妝。夏季是花枝招展的季節，也是展示美麗的最佳季節。穿上輕薄的服裝，然後再對自己的皮膚精雕細琢一番，簡直就是剛剛破繭重生的蝴蝶。但是，這些厚厚的濃妝會堵塞你的毛孔，影響汗腺的分泌汗液。人的皮膚在正常情況下可以阻礙細菌的滋生和繁殖，但是鋪上厚厚的化妝品，皮膚會失去抗菌的功能，容易導致各種皮膚病。此外，化妝後在陽光下行走，很容易使皮膚出現衰老的症狀。

化妝品的香味不宜過重。職場人士出入工作場合時，如果在身上噴灑過多香水，會讓人以為你是在招蜂引蝶，俗不可耐。此外，香精中並不是所有的成分都是溫和的，有一些就會引起皮膚過敏。而擦香粉雖然可以潤膚美白、收斂防晒，但同時也會導致皮膚缺水、加深皺紋，嚴重還會導致水皰。

口紅和唇膏不宜多用。只上濃妝而不塗口紅的妝容不夠完整，所以擁有各個顏色的口紅是很正常的，但是在所有口紅中有一種染料，對人體是有害的，所以就算你的口紅是高級貨也不可常用。

對於化妝品，無論是地攤貨，還是國際名牌的，多用都是有害無益。如果你說：「化妝了就會變得更漂亮。」是的，甚至有些人化妝後就感覺像是換了一個人一樣，但是這種想法太過膚淺。因為皮膚不太好的人，只要用正確的方法清潔自己的肌膚，不久後，皮膚就會比每日覆蓋化妝品的人好上百倍。但是洗臉也是講究方法的：

中性膚質。中性膚質的皮膚看起來豐潤有光澤，毛孔幾乎隱形。這種膚質要求每日用清水洗臉一或兩次，水溫接近體溫即可。清潔產品選用溫和不刺激的就可以了。

油性膚質。油性膚質的女性朋友最容易堵塞毛孔，因為油性皮膚皮脂分泌旺盛，臉上毛孔粗大，油膩光亮。這類皮膚彈性良好，不易產生皺紋，但是易生痘痘，所以清潔時主要針對油脂。使用溫水洗臉兩或三次，清潔產品要選用清潔能力強的，仔細並長時間搓揉T字部位。洗臉後施以化妝水以及不含油脂的護膚品即可。

乾性皮膚。乾性皮膚，顧名思義，特點就是乾燥，這類皮膚彈性不好，易生皺紋。經過外界刺激後，容易產生灼痛感。針對這類膚質，每日用溫水洗臉兩次即可，清潔產品應選擇含脂質的或補水類的，潔膚後要使用油性護膚品。

過敏性皮膚。這類皮膚容易起紅斑、丘疹。所以擁有這種膚質的女性在選擇臉部用品時一定要先在手腕處試用。針對這類皮膚，每日應用涼水清潔，清潔產品要選用防過敏的，而且不要隨意更換護膚品，最好使用成分簡單的。

在燈紅酒綠的大都市擁有一顆平常心，用最純淨的臉龐微笑向每一個人，是最難得可貴的。化妝品下的虛偽面孔、微笑面具下的虛情假意使這個充滿眾人夢想的大都市變得不那麼可愛了。所以請你卸下臉上的化妝品，卸下心理的防範，用純淨自然的面孔去接納每一個人吧！

雖說化妝損害皮膚健康，但是對於初入職場的上班族來說，有些場合是必須要化妝的，在這時候，卸妝就是一件非常重要的事情，因為殘留在臉上的化妝品一樣會侵蝕皮膚。無論你有多累，都不要草草洗臉了事，要用專業的卸妝產品仔細清潔臉部。

自在的穿著，讓身心更放鬆

上班族穿衣主要追求品味與氣質，以凸顯出橫掃職場的颯爽英姿和幹練。這些人往往選擇修身的衣服，不是過緊就是過小，他們並不知道怎麼樣穿衣才是最健康的，最漂亮最有氣質的穿著不一定是最有益於身體的。

炎炎夏日，很多人追求時尚和涼爽喜歡穿著露肩的服裝，而王小姐就是這樣，經常穿著露肩的上衣出入辦公室，不僅個性十足，還十分涼爽。但她在工作中經常會出現脖子和肩膀痠痛的症狀。其實這種露肩衣服容易遭寒風和溼邪侵襲，他們時刻都在侵害著露在外面的肩頸部，時間久了，對脖子和關節處十分不利。

出入於職場的上班族以年輕人為主，他們對服裝的追求往往注重於服裝的款式以及色彩，當然也有一些人會最看重服裝與身體健康的關係。但是幾乎很少有人既能可以穿出時尚，又可以穿出健康。在冬季這個問題彷彿變得更加棘手，厚重的衣物如何才能穿出健康漂亮呢？

一、衣物的製作材料，要選擇導熱係數低的，比如羊毛、駝毛、鴨絨、蠶絲、棉花織物等。羊毛衫以及駝毛製成的毛衣都是過冬的不錯選擇。

二、服裝的層數越多越好，因為這樣就具備了一定厚度和衣服間空氣的流動性，而且過熱或過冷可以隨時增減衣物。但是最外層所穿的衣服一定要可以防風，而內層衣服的保暖功能要好，中層可以選擇羽絨類服裝，這類服裝的伸縮性大，不妨礙運動。

三、衣物最好可以覆蓋全身。衣服的大小寬窄都要適宜，而領口、袖口等部分最好是縮口的，防止冷風侵襲。

四、衣物不宜穿戴過多，對於上班族來說，穿戴的衣物過多，身體就會產生過多的熱量，從而使皮膚的血管擴大，散熱量加大。此外，厚重的衣著還會影響正常的工作以及活動。

而在夏季，皮膚會過多的暴露在外界，所以這時的穿衣不僅僅是為了美麗，更多是為了防止紫外線的侵襲。但是由於外界的溫度過高，穿衣一定要符合氣候條件。對於上班族，夏季穿衣有如下要求：

一、透氣性好。夏季的衣物最好選用輕薄、柔軟的質料，棉布和針織品是個不錯的選擇。這種衣服有彈性，透氣性好，穿上後感覺很涼爽。

二、吸溼性能好。在夏季如果穿著不吸汗的衣物，身上的汗液不能及時蒸發，使人悶熱難受。而絲綢、亞麻等布料具有很強的吸溼性，可以很快吸收汗液，而且還可以很快在高溫中蒸乾，使人不易感到黏溼，除此之外，一些棉織品、棉紗織品、洗滌棉等紡織物也是夏季布料的理想選擇。

三、通風性好。夏季的衣物應選擇寬鬆一點的款式，有利於外界空氣帶走身體的熱量。而一些緊身褲或緊身衣就不適合在夏季穿著，這樣的衣服不利於人體與外界空氣的對流，身體的熱量難以會發出去，對身體毫無益處。

五顏六色的服裝使生活不再單調乏味，也帶來了豐富的視覺景觀。如果我們可以截長補短，穿出服裝的美與健康，那麼，無論是精神上還是在肉體上都是一種美的享受。上班族不能一味的追求潮流而忽略了健康因素，懂得穿衣學問的職場人士才是真正會享受生活的人。

一些職場人士追求體型美，喜歡穿著緊身衣物，來凸顯氣質，但是上衣和褲子萬萬不可過緊、過小，這樣會阻礙血液循環。而對於皮膚鬆弛的人士，可以穿著略緊一些的衣物，收起身上的贅肉。

第六章

商務不可不理，健康商務幫上班族登上健康快車

出差途中要有保健操陪伴

年輕上班族一個人出差在外，缺乏自我保護的常識。長時間開車或坐車，很容易讓身體罹患一些疾病。所以在出差旅途中掌握一套保健操和一些養生常識，對上班族的身體健康十分有必要。

魏小姐是一家外貿公司的銷售員，有時會坐長途車出差外地。一天魏小姐一個人在家中做飯，看見滑落在地上的草魚，就準備彎腰拾起，沒想到就在這時，魏小姐感覺兩眼突然發黑，天旋地轉。魏小姐曾經患有頸椎病，可是經過藥物治療病情已經大為好轉。難道彎腰低頭使舊病復發了？經過醫生了解到，魏小姐前兩天剛剛乘坐長途汽車出差歸來，其間她並沒有刻意保護頸椎。所以這次出差引發了她的頸椎病。魏小姐的病例並不是偶然，長時間坐在車中，車身的搖擺和顛簸，使得頸部肌肉處於緊張、疲勞的狀態下，關節也很容易錯位。

在漫長的出差旅途中，無論是開車還是坐車，很多人一天也不會離開自己的座位，更多的時候是在睡覺或者開車。但是這種做法很容易為以後的身體健康留下隱患，因此，上班族在出差之前一定要先學習一下長途中的健身操：

一、立姿。

(1)自然站直，雙腳打開，兩手交叉相握，挺胸抬頭，然後相握的雙手向下拉伸，連續做幾次即可。

(2)雙腳打開，兩手叉腰，重心平均分攤兩腳，分別向向左、右方向轉動，連續做幾次即可。

(3)自然直立，兩手叉腰，分別將左、右腿向上抬起，重複多次，然後原地踏步。

(4)雙腳打開，轉動上體的同時雙臂放鬆，隨之擺動。

二、臥姿。

(1)平躺仰臥，兩手自然放在身體兩側，左腿放平，右腳腳背用力伸直，接著向右上方抬高，然後左右交替進行，連續做幾回。

(2)平躺仰臥，兩手自然放在身體兩側，分別緩慢抬起左右腿，連續做十次以上。

(3)平躺俯臥，雙腿平放保持不動，上身挺起向上做拉伸動作，連續做多次，接著與雙腿一同做拉伸動作，連續做多次。

三、坐勢。

(1)抬頭挺胸，雙臂上抬，配合著呼吸，上抬時吸氣，放鬆時呼氣，連續做幾次。

(2)上半身挺直，雙肩後聳，挺胸抬頭，使肩胛骨盡量接近，連續做幾次。

(3)兩手叉腰，穩住重心，分別向左、右旋轉，重複做多次。

（4）雙腿自然平放在地面上，然後將雙手置於膝蓋上，分別伸直左、右腿，再還原，重複做多次。

長期出差外地的上班族，在穿越各個城市時，不僅要在車上做做身體保健操，也要隨時應對氣溫的變換以及飲食無規律，或一些突發狀況。針對身體健康，出差途中要在衣食住行上多多參考以下建議：

一、寬鬆的著裝。參加正式的商務會議要穿著職業裝，但是在出差旅途中盡量選擇寬鬆、舒適的休閒裝或運動裝，避免久坐導致身體局部水腫。

二、補充維他命和礦物質。上班族在出差時不便於攜帶蔬菜水果，時間過長，它們會腐爛。所以在出差前應準備一些維他命C含片或菸鹼酸含片，可以提高免疫力，緩解疲勞。

三、注意起居。如果在旅途中需要停留過夜，一定要選擇乾淨、通風的房間。枕頭的高低也要盡量合適，否則會降低睡眠品質。

在出差時，認真按照以上建議實施，一定可以幫助上班族減輕出差帶來的各種不適與疲勞，能夠愉快、舒服的完成出差任務。

在辛勞的出差工作完成後，可以去享受一下溫泉，泡走勞累的身心。身體泡在溫泉中，可以使肌肉和關節都得到放鬆，緩解疲勞，還可以預防並減輕多種疾病。所以對於剛剛出差歸來的上班族來說，溫泉絕對是個不錯的選擇。

飛機上有一套完整的養生方案

有的人暈車，有的人暈船，還有的人暈機。對於這些症狀，我們可以選擇不換乘交通工具。可是對於需要去很遠地方出差的上班族，由於時間限制，飛機是非坐不可的。而且長時間乘坐飛機還會出現疲勞的狀態，所以上班族一定要掌握一套飛機上的養生方案。

陳先生接受公司的任務，搭飛機去國外出差，由於出門比較匆忙，他連早餐也沒有吃。飛機起飛後，他感覺心跳加快、肚子痛，以為自己是暈機了，於是就叫來空服員，向她索取暈機藥。可是經過空服員的一番詢問，認定他是因為早上沒有吃飯而使血糖降低而產生的這種現象。於是就送來了一些溫糖水和食物，過了半個多小時，陳先生就感覺好多了。這個案例告訴我們，在搭飛機出差時，早上不要空腹上飛機。因為在高空中，氣壓、氣溫都和地面不同，需要消耗人體更多的能量。

有一部分職場人士，為了商務交易經常在各地飛來飛去，看上去風光無限，也只有他們自己明白這其中的滋味。因為很多人都有暈機的症狀，長期乘坐飛機對他們來說簡直是一種煎熬，所以對於這些人群，防止暈機是最重要的。首先我們要從飲食上談起，透過禁止一些食物便可以防止在飛機上出現噁心、嘔吐的症狀：

一、杜絕油膩葷食及高蛋白食物。這些食物在人體中不易消化，會長時間聚集在胃部，而人在空中分泌的消化液會相對較少，所以在飛機上食用這些食用很容易造成消化不良。

二、杜絕大量的粗纖維食物。飛機在上升的過程中，隨著氣壓的降低，身體中的氣體就會膨脹，而這類食物在腸道本來就容易產生氣體，在飛機起飛的時候就會加重膨脹，產生不舒服的感覺。

三、杜絕酒精飲料。飛機上的空氣溼度很差，比較容易出現脫水的症狀。所以在飛機上要多喝礦泉水，絕不可飲用含酒精飲料，它會使脫水現象更加嚴重。

四、不可過飽或空腹。吃得過飽，飛機飛入高空後，胃部的氣體就會增多，從而擠壓心臟。而空腹容易導致低血糖，加重暈機的症狀。所以，在上飛機前應適量的吃一些食物。

透過對某些食物的禁忌可以防止暈機等不適的情況，做一些保健操同樣可以達到同樣的效果。這些動作在座位上就可以完成，做的時候要自然坐直，內心平靜。

一、分別讓頭部歪向左右兩側，各維持幾分鐘，連續做五次。

二、頭部緩慢向下低，盡量使下巴接近胸口，維持幾分鐘，恢復初始狀態，連續做五次。

三、分別讓頭部向左右方向低下，盡量使左耳接近左肩，右耳接近右肩，維持幾分鐘，恢復到初始狀態，連續做五次。

四、身體穩住不動，分別轉動左肩和右肩十次，再分別一起向前後方向轉動肩膀五次。

五、雙手伸向前方，保持伸直的狀態，交替握緊和伸開雙手十次。

六、雙手伸向前方，保持伸直的狀態，雙手輕輕握拳，分別向左右兩個方向旋轉手腕五次。

七、臀部收緊、放鬆多次，放鬆時間為五分鐘。

八、伸出雙腳，分別上下移動左右腳，連續做十次。

九、抬起雙腳，分別按照順時針和逆時針的方向旋轉五次，連續做五次。

十、雙腳平放在地面上，緩慢向內合攏，盡量使兩個大腳趾觸碰到一起，維持五分鐘，然後再恢復，連續做五次。

不適應搭飛機卻經常需要飛行的人有很多，所以在上飛機前就應該做好防暈機的準備。比如服用藥物、閉目養神等等，再加上以上的建議，一定可以消除在飛機旅途中的疲勞和暈機等一些不適的狀況。

除了有些人乘坐飛機會出現暈眩、噁心的感覺外，在飛機降落的過程中，如果沒有事先做好準備，也會因為機艙內變化的壓力導致耳痛。這時，應立即吞咽唾液、咀嚼或打呵欠，來緩解不舒服的狀況。實在不行，憋一口氣也是可以的。

上火車前學一套完整的車上養生方案

對於當代的上班族來說，東奔西走是常有之事。去各地出差、旅遊可能都要選擇坐火車，但是火車上聚集著形形色色的人群，如果沒有做好通風工作，很容易感染疾病。所以在坐火車前，我們必須學一套火車上的養生方案。

在搖搖晃晃、十分擁擠的火車上聚集著大量的細菌病毒。在這個狹小的空間裡，如果有一人感冒，和他臨近的人群就極易被傳染。但是被傳染上感冒還是小事，幾天就會痊癒，如果是更嚴重的傳染病，後果就不可想像了。所以身為上班族的你，不可不了解這些火車上的養生常識：

一、對於呼吸系統疾病。火車裝有冷氣，密閉性很強，泡麵味、紙菸味、飯菜味等等氣味充斥著整個車廂。細菌在這樣的環境中很容易繁殖，而且氧氣含量沒有外界高，很容易出現頭暈、噁心的症狀。這時我們最好戴上口罩，隔絕細菌。

二、對於靜脈血栓。長途火車，一坐就是十幾個小時，很容易造成腿部和腳部的浮腫，更有甚者會引發血栓，出現死亡的危險。所以無論你在火車上是站著還是坐著，都要隔段時間活動一下身體，避免長時間保持一個動作。

三、對於泌尿系統疾病。在火車上如廁非常不方便，要穿越擁擠的人群，經常穿越也會招來別人的不滿。所以有些人盡量少吃少喝，不上廁所，這樣對我們的泌尿系統十分不利。在上火車前可以準備一些水果，不能讓自己處於飢渴的狀態下，多吃菜能抵抗病菌的侵襲。

四、對於胃腸道疾病。有些人覺得偶爾一兩次吃飯不洗手也是無關緊要的，但是在這種環境下，細菌如此之多，不洗手會吃進很多細菌，造成胃腸道疾病。所以如果不方便攜帶肥皂，在上車前買一包溼紙巾，在用餐前後擦擦手也是可以的。

在夏季，細菌更容易繁殖，做好以上準備差不多就可以保證身體安全了。但是這麼長的車程，在火車上一定要進食，我們應該吃什麼才健康養生呢？

一、早餐。對於早餐的選擇可以說是非常豐富，麵包、雞蛋、粥、牛奶等都是很有營養的食物。但是這些食物一定都要是袋裝或杯裝的，便於攜帶。不要帶煮熟的蛋，容易變質，經過醃製的袋裝蛋類是可以的。

二、午餐。可以在上火車前帶一碗桶裝泡麵，然後搭配熱狗、肉類罐頭等。雖然泡麵沒什麼營養，但是搭配火腿、雞蛋來食用，營養就差不多了。但是要注意泡麵的口味要選擇清淡的，以防便祕。而在食用肉類罐頭後一定要咀嚼口香糖，防止熏到旁人。

三、晚餐。一整天吃的都是速食食品，這樣的飲食對身體也沒有太多好處。因此，晚餐就選擇火車上的便當，吃些新鮮的飯菜，補充維他命。

一些上班族要經常出差在外，乘坐火車是必不可少的，然而患上疾病的機率也是最大的。所以一定要掌握本小結所介紹的火車上的養生方案，讓你在出差辦公歸來後還神采奕奕，充滿熱情。

幾乎每個人都很喜歡在空閒的時候食用零食，可是在火車上吃哪些零食才是健康的呢？當然，首選就是水果，橘子、蘋果都可以帶一些。此外，還可以帶上一袋瓜子，好消磨在火車上的時光，但不要多吃，以防上火。

跟人談判，學會在怒處練練「息心功」

人會因為他人的限制而沒有得到物質或精神上的滿足時，就會生氣、憤怒。那麼在職場上，憤怒更是頻繁出現：工作沒做好，上司會發怒；合作失敗後，談判雙方會發怒。但是如果在與他人談判時感覺不滿，萬萬不可大發雷霆，經常這樣發怒，生意就不要做了。

吳小姐的上司經常會向手下員工發火。一次吳小姐在沏茶時，不小心打翻了茶碗，於是上司立刻就跳了起來，把她大罵一頓，還要她寫反省書，吳小姐嚇得魂都快飛出來了。其實，辦公室裡的員工對這位上司都是敬而遠之，都怕出什麼差錯就會被罵。所以每次開會，都沒有人回應這位上司的話語，也沒有人提出異議。這樣使這位上司更加惱怒，有些時候，他甚至會氣得全身發抖。這位上司是典型的火暴脾氣，又急又衝，無法好好控制自己的情緒不僅讓他的手下員工都疏遠他，還讓他的健康亮起了紅燈。

如果你仔細觀察，一個人在感覺憤怒的時候，樣子會很醜陋。這就說明，發怒是應該受到遏制的。而身為公司的員工，為企業帶來更大的利潤，經常會與其他企業進行談判。有時談判很順利，心情會非常愉快。但是有時會因為價格或契約的問題，弄得雙方都不愉快。其實，為了企業、為了金錢，也為了自己的健康，平息心中的不滿與怒火吧！失去一份交易並無大礙，可是丟掉健康就萬萬不應該。因為憤怒會帶來極大的危害：

一、弱化大腦功能。發怒會影響大腦興奮和抑制的節律，使大腦更容易老化，從而不利於大腦的正常運轉。並且血液會衝向大腦，加大血管中的壓力，使得氧氣減少，毒素增加，對大腦十分不利。

二、心律不齊。生氣或發怒時，心跳會加快，血壓會增高，血液流向臉部與大腦，造成心肌缺氧，而心臟為了身體的正常運行，就會快速亂跳，這時很容易出現生命危險。

三、樣貌變醜陋。發怒的時候，血液會向臉部衝去，而這些血液氧氣不足，含有很多毒素，它們會作用於臉部皮膚毛囊，導致皮膚出現問題。

四、免疫機能下降。發怒的時候，身體中會形成一種壓力蛋白，而它們在體內累積得越多，就會越妨礙免疫細胞工作，從而對人體的抵抗力造成不良影響。

五、危害肺部。人在發怒的時候，血液流動的速度就會加快，此時需要大量的氧氣，就加重的肺部的負擔。此外，激素會刺激神經系統，加快呼吸的頻率，肺泡就會無間歇的擴張，而無法收縮，肺部就會因過度工作而出現健康隱患。

由此可知，憤怒對於人體的危害十分大，是養生的大忌。此外，經常憤怒還會影響自己的形象，喪失良好的人際關係，嚴重者還會觸犯法律。所以，在要發怒之前，我們一定要學會立即撲滅心裡的怒火。具體良策如下所示：

一、立即坐下。人在站立時，分泌激素的速度會很快，但是坐下來就可以減慢激素的分泌速度，對於遏制發怒有一定的作用。

二、展露微笑。就要發怒時，你一定不會想笑，但是你可以裝出微笑，而就在你剛剛彎曲嘴唇時，一些令人快樂的事情就會出現在眼前，繃緊的身體也放鬆了下來，血液的流動和心臟的跳動也都會恢復正常。

三、回憶善舉。快要發怒時，回想一下自己曾經的善舉，慢慢的你就會身心合一，而腦部也會釋放更多的內啡肽來擊退壓力蛋白這種物質。

四、深呼吸。在要發怒時，集中精神，深而緩慢的呼吸幾次，這樣可以調節呼吸頻率，為身體提供大量的氧氣，大腦得到氧氣後就會慢慢恢復運轉，而我們也就鎮定了下來。

人體的任何不良情緒都不利於養生。而對於職場人士，不良情緒的影響更為突出，如今行走在職場的成功人士大多都具有良好的人際關係，而不良情緒，特別是憤怒，稍有不慎就會讓你損失慘重，嚴重者則會傾家蕩產，因為沒有人喜歡與脾氣糟糕的人合作。所以，學會遏制憤怒也是成功的必要條件。

如果你是在別人談話中被激怒了，下面有些小心法可以讓你快速撲滅怒火：（1）放慢你說話的速度，減小你的音量。（2）左右抖動一下肩膀，放鬆身體。（3）如果附近有綠色植物，對著它深深呼吸幾下。

話說多了，喝杯祕製的潤喉茶

現在的年輕人，平時沒什麼娛樂活動，只要聚在一起就去唱歌，唱起來就沒有節制，導致喉嚨腫痛，聲音沙啞，這就是透支用嗓。有些人覺得就算嗓子疼痛，也會恢復過來的。當然，偶爾一兩次可以，但是長期如此消耗嗓子，嗓子也會抗議的！

現在的上班族人士工作起來瘋狂至極，有時會為了一個專案而頻繁開會。幾天後，會議結束，嗓子也快退休了。在這裡不是為了讓上班族停止工作，而是要讓他們了解如何正確的保護自己的嗓子，它並不是用之不竭的物品，是我們身體的重要器官，沒有它，我們便不能發聲。然而在學習如何保護嗓子前，先了解一下過度用嗓會帶來哪些疾病：

一、急、慢性咽炎。急性咽炎主要變現為：咽喉乾澀、咽喉腔有灼燒般的疼痛，吞吐唾液更加疼痛，甚至耳朵也跟著疼痛，說話時聲音嘶啞。而患慢性咽炎，在咽喉腔總感覺有異物，還會發癢，在刷牙時會出現乾嘔的狀況。

二、咽喉息肉。如果過度用嗓產生咽喉息肉，一般只能做手術。這種疾病表現為：在咽喉腔感覺有物體，並無法清除異物，咳嗽時一般沒有疼痛的感覺，在早上有時還會咳出黏痰。

三、聲帶長繭：長期用嗓不當就會造成聲帶長繭，聲音嘶啞，時常伴有咳嗽的症狀。

對於身體哪些器官的透支使用，都會出現供不應求、故障的問題。而嗓子，常常無法引起人們的注意，因此，患有咽喉腔疾病的人也與日俱增。其實，預防咽喉腔疾病十分簡單，一杯茶水就可以解決。茶水的種類十分多，但不是所有的茶水都可以起到潤喉的作用。

金銀花，屬於寒性物質，可清熱解毒，亦可舒緩咽喉疼痛，搭配金銀花和菊花一起飲用口味更佳，但是金銀花對飲用者是有選擇的，脾胃虛寒的人最好不要飲用，體質偏熱或平和的人可以飲用。

甘草，可清熱解毒、祛痰止咳，可以有效防治咽喉腫痛等病症，搭配蒲公英與金盞花效果更佳。但是過量服用會引起水腫，所以水腫人士不可飲用，常人也要適量飲用。脾胃虛弱者，可搭配人參、茯苓一起服用。對於正患咽喉腔疾病的患者，採用甘草與桔梗一同煎服，功效更佳強大。

膨大海，對於肺熱聲啞、咽喉腔疼痛等症狀十分有效，在咽炎、咽癢不適的時候，可將膨大海入水泡飲，可立即見效，有效緩解咽喉乾燥疼痛等不適症狀。將其單獨飲用可以達到效果，搭配桔梗與蜂蜜口味更好。但是膨大海屬於寒性，不可長期飲用。

在開會時，如果話說多了，不要強忍嗓子疼痛，泡一杯潤喉茶，潤潤喉嚨，以免他日遭受咽炎的折磨。小小的舉動就可以化解咽喉腔疾病，上班族可千萬不可偷懶。

除了喝潤喉茶可以潤喉清嗓外，透過改變生活和工作中的一些習慣也是可以收到效果的。例如：減慢說話的速度、音調不可太高或太低、睡覺前不再進食、不要經常清喉嚨、堅持運動等等。

第七章　為心靈加分，上班族可以跟壓力說「NO」

職場門口，端正心態是健康、成功的主題

世界上沒有完全相同的人，就連雙胞胎也會有些許差別，而每個人的心態更是不同。消極的心態可以影響我們的身心健康，進而阻礙我們成功的腳步。因此，無論是在生活中還是在工作中，端正心態此時最重要的。

有這樣一戶人家，家中有位老母親和她的兩位女兒。大女兒嫁給開花店的老闆，日子過得很舒服。小女兒嫁給了賣雨具的老闆，生活過得十分不錯。可是兩個女兒都嫁得如意郎君後，老母親卻病倒了。兩個女兒看著母親的病情很是傷心，四處求醫也無效果。只好去寺廟求佛祖，寺院中的方丈看到了二人的誠心，決定幫助二人。沒想到經過方丈的幾番勸解，老母親竟可以燒水做飯了。老母病情的原因是害怕下雨大女兒家沒生意，不下雨小女兒家沒生意。而方丈的講解讓老母親明白：天氣好，大女兒家生意好；下雨了，二女兒家的生意就會好，不管什麼天氣，都可以賺到錢。這個事例說明心態可以影響人體的健康。

有人說，你的心態就是你真正的主人。一個人的心態會決定他對事物的看法，左右他的行為，影響到他所做的每一件事。所以，對於上班族來說，端正心態是他們獲得成功的關鍵。在職場中擁有健康的心態，會讓他們積極向上、愛好工作、樂此不疲。那麼有哪些可以稱得上是健康的心態呢？

主要有一下幾種：

一、理解。每個人看待事物的角度都不相同，所以不要期許別人會和你的結論一模一樣。別人的不同見解並不是針對於你而言，你要學會理解、包容，因為每個人對同一件事情的理解都不相同。這樣，就可以處理好人際關係。

二、勇氣。就算是世界上很有能力的人，也不可能每件事都做得天衣無縫，但是成功者有勇氣去嘗試，而失敗者往往是縮頭烏龜。在工作中，無論任務有多艱難，你都要勇於去挑戰，原地踏步就不可能會獲得成功。

三、寬容。通常我們在別人犯錯的時候會斤斤計較，得理不饒人，但是每個人都可能會犯錯，而你包容他人了，也會寬容自己，讓自己逐漸成為更美好的自我意象。

四、尊重。尊重自己就是認可自己的價值，但是不等同於孤芳自賞；而尊重他人的時候，你的自尊心也會越來越強。

五、自信。每個人在做沒有經驗的事情時，都會沒有信心。而隨著一步步的成功，自信心也會步步加強。此外，當我們缺乏自信的時候，可以多回憶以前的勇敢自信時刻，有助於重獲自信。

以上五種心態都是在職場中應該有的健康心態，很多人都只具備其中的一兩點，甚至一點也沒有，那麼，我們應該如何打造健康的心態呢？

一、好奇觀世界。在人生的過程中，要時刻像海綿一樣，想要吸收更多的「養分」。積極進取，對任何事情都要保持好奇心，體會完成工作中的一小步的快樂，這樣你就會更加投入到這份工作來。

二、熱情待工作。對實務產生好奇心，就會相應的產生做這件事情的熱情。一個人有了工作的熱情，就會不斷的鑽研工作，從而在事業上取得更大的成功。

三、誠實得人緣。在職場中，用一顆誠實的心去接納每一個人，有可能會受到傷害，但只有這樣，你才能結交到志同道合的朋友。在工作中互相交換意見，可以讓你在事業上更加順利。

四、團隊齊合作。很多專案都需要團隊一起去開發，齊心協力，共同完成專案。獨善其身並不適合職場生活，孤軍奮戰會影響工作效率，還會不利於人際交往。

透過以上四種方法，你就有可能逐漸擁有健康的職場心態，在職場上一展雄風。但是任何做出改變都是需要勇氣的，在改變之前要調整好自己的心態，認定自己一定可以維持好這一天的好心態，每天加起來，就是永久擁有好心態。

當然，良好的心態，除了要調整好自身與同事、與工作的關係，還要調整好自己的心態，擁有一顆積極樂觀的心是獲得一切健康心態的前提。所以不要輕易亂發脾氣，任何事情都要以寬大的胸懷去包容。

心理健康的關鍵是自信

自信是一種魅力，當你充滿自信的時候，所有聚光燈都會投射在你的身上。可見自信是成功的關鍵，此外，自信還緊緊套牢著心理健康。

陳先生是一家外企的高階上班族，但是他並不快樂，因為他有嚴重的口吃。但是在學生時代，他的好品行以及優秀的成績，使得老師與同學都十分喜愛他，在那時，由於快樂，他並不在意自己的口吃，而且口吃的情況也不是很嚴重。工作以後，他身旁個個是菁英，而他也沒有了種種優勢，自己也慢慢自卑起來，很怕因為口吃會成為大家的笑柄。但是，他的口吃越發的嚴重。陳先生的這種情況已經影響到了他的心理健康，自卑、不快樂充斥在他的工作之中。只有重拾自信，才能使他的心理逐漸健康。

在生活和工作中，擁有自信十分重要，有了自信，你的世界才可能充滿陽光，對於事情的完成也絕對是一種良性催化劑。有些人明白自己缺乏自信心，因為自卑太過明顯，而有很多人並不知道自己自信不足，因為他們或多或少有些自信。看看下述口頭禪，了解你的自信程度：

一、「應該、必須、一定會」：經常說這些話的人自信十足，做事冷靜、理智，認為對方一定會相信自己說的。此外，如果一個人常常會說「應該」兩字，那麼他的心理是搖擺不定的。

二、「說真的，老實說，不騙你」：經常說這些話的人，怕對方誤解、不相信自己，而且常常憤憤不平。

三、「聽說、據說」：用這些話作為口頭禪的人，沒有果斷的決斷力，為人處事比較圓滑，通常這樣的口頭禪可以幫助他們避免一些事實糾紛。

四、「可能是、也許是、大概是」：說這種話的人有很強的自我保護意識，善於隱藏自己的真實想法，所以與人相處融洽，常常發生狀況後，他們就會說：「我早就想到會這樣了。」

五、「但是，不過」：說這種口頭禪的人，總想為自己的過失辯解。但有時也是自我防衛，表現出說話很委婉、不決絕的溫和特徵。

六、「啊，這個，嗯、嗯」：經常說這種話的人，反應不靈敏，腦中沒詞彙。

有些人的自卑是一種習慣，而自信也可以變成生活和工作的一種習慣。想要將自信培養成一種習慣，就要在心理上和思想上做出調整和改變。

一、建立正向思考：時刻告訴自己「我可以」，勇敢的面對工作和生活中的困難與挑戰，堅定自己有足夠的自信。自卑已是過去式，現在的自己是優秀的、自信的。

二、分析自己的優缺點：正確面對自己的不足之處，發掘自己的長處，同時不對別人的優點心生妒忌。

三、基礎做起：從簡單容易的小事做起，在成功中獲得自信，漸漸提高自己的能力，慢慢成長自信。

四、朋友渲染：當你身旁的朋友都是自信十足的人時，你的自信也會增加起來；相反，你的朋友都比較自卑，那麼，你也會被他們所感染，懷疑起自己的實力。

五、堅持不懈：建立自信的過程需要長久堅持，畢竟你曾經很自卑，所以建立自信需要時間，欲速則不達。

每天充滿自信，你會變得快樂起來，能夠經常看到自己優點。這一點，在職場當中十分重要，連自己都沒有信心完成任務，那麼，誰還敢把任務交給你？建立自信並不難，難的是你敢不敢跨出第一步，有了第一步，以後的路就不會那麼生疏。

天生我材必有用，上班族一定要記住這一點。他人有他人的風光成功，你自有你的用武之地。在建立自信時，切勿攀比。只要有比較，你就是在認可他人的優點、否定自己。別人的優秀與你無關，每個人有每個人的長處，可以羨慕，但不可嫉妒，嫉妒就等於自卑。

平衡職場情緒有三法

做情緒的主人，才能主宰人生。而人生活在社會中，每天都會接觸多種不同的人和不同的事情，自己的情緒不可能總是平靜。情緒波動不僅會讓周遭的人倒楣遭殃，就連自己也難逃傷害。所以，每個人都應該學會平衡情緒。

有一位女士離婚了，她痛苦不堪，感覺天就要塌下來了，於是踉踉蹌蹌走進了酒吧，一夜未歸，爛醉如泥。另一位女士也離婚了，也來到了酒吧，慶祝自己脫離婚姻的牢籠，可以重回五彩斑斕的世界。在酒吧，她與一位單身男士翩翩起舞。在離婚率只增不減的當今社會，也許大部分人都是前者的化身，真正能像後者那樣的寥寥無幾。之所以會有如此反差，原因在於能否平衡情緒。

生活中需要平衡情緒，職場上亦是如此。不要把情緒寫在臉上，也不要向任何人發洩情緒，尤其是同事和上司，沒有人虧欠你。在工作中見人便抱怨，會讓你失去良好的人際關係，甚至是一份美好的工作。可以說，情緒能夠左右人的命運。具體來說，情緒的作用還有以下幾點：

一、調控行為。情緒可以影響人的行為，人們的好奇心會促使他們去冒險、探索未知，即使困難重重也不放棄。

二、影響健康。愉悅的心情可以維持人體運轉平衡，提高人體免疫力；太過持久的不良情緒毒害人體的健康。

三、適應環境。早上，我們向同事問好，把良好的情緒傳遞並作用在他人身上，使人與人之間的關係更加融洽，這時，情緒就促進了社會的親和力。

良好的情緒對人體有正向的作用，而負面的作用對人體和社會都十分有害，所以平衡好情緒十分重要。那麼當我們的情緒開始波動時，究竟該如何平衡這種情緒呢？具體有四種方法：

一、經常自問。當別人對你做的某些行為，波動你的情緒時，你首先應該做的就是靜下來，問問自己，這件事情對我而言有什麼好處？我能學到什麼？譬如被上司踩了一腳，對你來說，只是痛了一小下，並沒其他損失，若是微笑對之，還會被冠以修養高的好評。別人傷害了你，你應該報以感謝，因為他的行為磨練了你的心志。

二、改變身體狀態。積極向上的狀態可以創造好心情。心理學家發現，透過改變身體的狀態，可以改變心理，從而扭轉糟糕的情緒。一個人在高興的時候就會活蹦亂跳，笑容滿面。所以情緒低落的時候，在臉上掛起笑容，抬頭挺胸，雙眼炯炯有神，大步向前走，你就會變得樂觀自信了。

三、改變語氣。嘴上經常掛著「煩」、「痛苦」、「無聊」的人，他的情緒一定是低落的。經常說些負面的話語，不僅會讓自己沉浸在低落中，還會影響別人的正向情緒。如果你對你的寶寶說：「寶寶，你這件事情沒有做好。」寶寶就會非常失落；而如果你說：「寶寶，你還可以做得更好一點。」寶寶就會受到激勵，一次比一次更好。

在這個千姿百態、變化莫測的大千世界，擁有一個龐大的交際圈變得越來越重要，多一個朋友，就多一條出路。而不良情緒就會影響你的人際關係，阻礙你的成功之路，學會控制情緒是成功的前提。

負面情緒會影響我們的皮膚狀況，上班族想要擁有光潤迷人的面龐，就要遠離不良情緒。一個人常常悶悶不樂、憂愁苦悶，其體內就會形成大量的黑色素，導致皮膚暗沉無光，並出現黑眼圈等問題。

快樂是有方法的

除了聖者外，沒有人能夠保證自己一天中的每一分、每一秒都快樂。但是快樂是永遠存在的，它是一種心理態度，可以培養起來。生活和工作中所發生的事情都是獨一無二的，只要你用心去觀察，這一切都可以成為你快樂的源泉。

在一輛疾駛的公車上，坐著一位年輕的母親和她的女兒，小女孩向母親展示外婆幫她買的新鞋，突然，小女孩沒有拿好，一隻鞋子掉出窗外，可是令人不解的是：年輕的母親把小女孩的另一隻新鞋也扔出了窗外。這時小女孩哭了起來，母親就安慰她說：「寶貝，妳弄掉了一隻鞋，這一隻留著也沒有辦法穿出去了。丟下去，別人撿到還可以再穿。回家後媽媽再買一雙新鞋，好嗎?」小女孩似乎聽明白了，知道自己在幫助別人，開心的露出了笑容。在生活中，我們在幫助他人後，比自己做成功還要開心，工作中也是如此。

在工作中，很多人不會自己去發現樂趣，而是等待著身旁可以發生什麼為他帶來歡樂的事情。他們認為自己在畢業後、結婚後、生孩子後，就會快樂起來。可是這些真正發生後，他們也沒有感到像預想的那樣快樂。其實，快樂是有方法的。

把工作看作創作藝術。有一次，一位學者指著一位修剪草坪的工人說：「那絕對是一位真正的藝術家。草坪在機械剪草機修剪過後，竟然會如此的平整，而不是一邊高一邊低。」如果上班族能把自己的工作看成是在創作藝術品，把枯燥的敲擊鍵盤當成是在彈鋼琴創作一首唯美的曲調，把整理家務看成是在雕琢藝術，整理後的「新家」就是你的新作品——那麼你在工作和生活中隱藏著無窮無盡的快樂。

把工作當成是創造力的表現。不要把你的工作僅僅看作是完成任務，而是要當成創造力的表現。老師要想上好每一堂課，就要對課程進行編排，其出色的編排可以與一部精彩的電視劇媲美；編輯編寫的每一個章節都加入了自己獨特的創造，比一些內容和故事更加有趣易懂。這都應用到了創造力。如果你在工作中一直在創造，就會樂此不疲，為的就是獨特性。

幫助同事解決問題，幫助別人的同時你也會獲得快樂。在同事遇到困難時，如果你肯伸出援助之手，在看到對方放心下來的笑容後，你也會開心的笑起來，因為你會有一種成就感。當然，這樣的行為還會使你結交很好的人緣，讓你在工作更加快樂。

如果在工作中可以找到快樂的源泉，那將是你打開成功之門的一把金鑰匙。因為心中包含歡樂，工作就會更有熱情、更有意思，從而獲得更高的成就；整日煩惱痛苦，工作也不會太過出色。保持快樂不僅要會創造快樂，還應該去追求心理平衡。

一、不需要太過苛求自己。人的期望越高，失望也就越大，人所遭受的失敗感也就越大。為了避免如此之大的打擊，我們對自己的要求不要超過自己的能力，一步步獲得成功，可以保持愉快的心情。

二、對他人期望不可太高。我們沒有理由去要求別人，在工作中，無論是遇到挫折或不如意時，都要靠自己的能力來解決，而對於對待別人要有包容之心。

三、保持樂觀的心態。遇到不順心的事情，要用長遠的目光來看待，多角度進行分析，用樂觀的心態來應對。

四、廣交朋友。如果把煩惱跟一個朋友傾訴，你的煩惱就會減少一半。所以廣交朋友，可以解除你的煩惱，把你從痛苦的泥沼中拉出來。

五、培養愛好。擁有一種或多種興趣愛好，在工作上遇到煩惱之事，靜下心來，娛樂一下，可以排除心理的壓力以及困惑，因為做自己喜歡的事情可以獲得愉快的心情。

快樂無處不在，它充斥著我們的生活與工作，我們要做的就是去發現、培養快樂，讓快樂永不間斷。透過對自己心理態度的調節，創造快樂。上班族保持快樂的心情，在工作時便可以得心應手。

在日常生活中，你與別人的每一次交集，都有可能摩擦出快樂的火花。例如：用真心去對待身旁的每一位家人、朋友以及同事，在早上發自真心的向別人打招呼，為你的家人或伴侶製造一份意外的驚喜。

把憂鬱幹掉

隨著經濟的告訴發展，都市人的節奏越來越快，得與失也許就在一剎那。心理落差讓一些上班族飽嘗辛酸，加上職場上的明爭暗鬥、爾虞我詐，如果沒有良好的心理素養或適當的調節方法，很可能墜落憂鬱的深淵之中。

陳女士今年四十歲，她在三十五歲時生了一個活潑可愛的兒子，這使得中年得子的丈夫樂得合不攏嘴。但是小兒子在一次流感中因為沒有及時醫治，不幸夭折了，陳女士和丈夫都非常傷心，每每想到可愛的兒子都會不自覺落淚。隨著時間的流逝，陳女士已經看開了很多，但是丈夫卻還是每天悶悶不樂，已經嚴重影響到了他們的生活。陳女士的丈夫長期處於悲傷之中，對家人漠不關心，工作也無法投入，使二人的生活越來越不理想。這種情況，陳女士就應該帶著丈夫去心理諮商室進行諮商。

一個人在遭遇不盡人意或挫折的時候，就會變得憂鬱起來，善於調節情緒的人，很快就可以從憂鬱中解脫；而有一些人就會深陷其中，造成憂鬱症，嚴重者會有輕生的想法。

在這時，就要採取必要的治療，解除憂鬱的情緒。具體方法如下所示：

一、穿著鮮豔色彩的服裝。心裡憂鬱的人，如果穿著顏色暗淡的衣服，會更加憂鬱。而穿上亮麗色彩的服裝，就會使他們豁然開朗，精神抖擻，從憂鬱中走出來。因為疲倦愁苦的面容，加上暗淡色調的穿著，會讓人感覺非常消極、絕望。所以，憂鬱的人這樣穿著就會更加絕望。

二、布置紅色的家居。逢年過節，家家戶戶都會貼上紅色的春聯、鋪上紅色的床單等等，因為看見紅色，人們就會感到喜慶、熱鬧，還會精神振奮、容光煥發，所以經常憂鬱的人，家居的主色調最好是紅色，例如：紅色的窗簾、牆面或地毯。

三、接觸紅色。根據以上建議可知，經常看紅色對憂鬱的人十分有好處。所以在他們出門散心時，盡量選擇紅色的交通工具，並多去花園或花店中欣賞花朵。

四、想像紅色。當條件有限，無法看到紅色的失去時，可以採取想像的方法。想像火紅的夕陽，喜慶的大紅字、鮮豔的花朵等等，都可以趕走憂鬱。

有人說，傷心了，來塊巧克力就好了。這是真的嗎？答案可以是肯定的，也可以是否定的。因為特別甜的食物作用於我們的腦部，可以暫時緩解我們的神經系統，但是過一段時間，人們會感覺更加憂鬱。因此，食物是可以解除憂鬱的，但是要確保正確食用：

一、水。人體中八成都是水分，身體內的水分充足了，所有的機能才能正常運行，所以擺脫憂鬱的首要就是每天補充足夠的水分。

二、多醣類食物。單醣容易被吸收，而且消失得快，所以攝取多醣才可以起到消除憂鬱的作用，因為多醣不容易被消化，血清素不會突然被提高。在大麥、小麥、一部分蔬菜與水果等食物中都含有多醣。

三、蛋白質食物。有很多蛋白質胺基酸是形成情緒荷爾蒙的基礎物質，含色胺酸的食品包括香蕉、乳製品、火雞肉等等。

四、脂肪類食品。攝取大量的膽固醇容易引發心血管疾病，但是沒有足夠的膽固醇，就容易患上憂鬱症。因此，人體必需攝取足夠的膽固醇。此外，研究顯示，經常食用魚油能夠緩解憂鬱的症狀。

利用紅色來消除憂鬱是對憂鬱者的視覺進行刺激，使他們振奮精神，對生活充滿期望，而食物而是從人體內部來調節憂鬱。這兩種都是輔助治療，最主要的在於你自己，從心理上真正擺脫憂鬱的情緒，這樣才會長久的快樂。

在這裡要注意，對於輕微憂鬱的族群，本小節的方法都是行之有效的，而嚴重的憂鬱族群或是憂鬱症患者，就應該去心理輔導機構進行諮商，採取正當的治療方法，從根本上解決問題。

自我暗示：調整緊張心理

在職場中，當你面對很大的壓力而無法自拔時，不妨試試自我暗示。這是一種能在短時間內改變我們態度和期望的有效方法，可以緩解我們緊張的情緒，釋放壓力，創造出一個積極樂觀的心態。

《世說新語．假譎》篇記錄著這樣一個故事。曹操帶領士兵去打仗，後來沒有找到正確的路，沒有水喝。所有士兵都渴得十分難受，曹操看到了這種狀況，就指著前面說，士兵們，再往前走就是梅林了。士兵們聽到梅林，頓時感受到了梅子的酸味，口水流了下來，也就不感覺口乾舌燥了。於是大團隊向前邁進，連續走了很遠的路，終於發現了水源。這就是大家所熟悉的「望梅止渴」的故事。曹操對士兵們進行語言暗示，讓他們消除了口乾舌燥。

生活當中，當上班族遭遇壓力或某些壞情緒時，也可以用自我暗示的語言和方法來暗示自己，如「我感覺到我很快樂！」「我覺得我的工作狀態很好，別人無法能比！」「我是幸福的人，這點小挫折算不得什麼」等等，來緩解自己的壓力。這在心理學上屬於「自我暗示」，與「他暗示」稍稍不同，自我暗示隨時隨地都可以進行，比他暗示更有效。與此有異曲同效的例子還有：一些病痛纏身的人，當有人給他一盒藥丸，告訴他這是目前最好的止痛藥物，可以緩解所有的疼痛，病人在接受並服用這種「止痛藥」後，會馬上不覺得痛了，但所謂的「止痛藥」

很可能只是一粒普通的維他命而已。由此可見，自我暗示的作用能夠影響人的心理和生理。所以上班族也可以用自我暗示的方法，來緩解心中的「負累」，這對上班族的健康來說是正面的，有著重要的意義。比如：

可以起到鎮定、放鬆作用。人的心理不是簡單明瞭的，外界的環境都會作用於人的心理。特別是在充滿競爭的工作環境下，同事的業績十分優秀，或者遠遠超過了你，你的心裡就會有壓力，這種壓力會妨礙你發揮出真實的能力或潛力。而這時，自我暗示就起到了作用，它可以幫助你穩定內心的波瀾，鎮定你的內心。

集中作用。有些人常常是在注意力應該高度集中的時候，卻出現「心猿意馬」的情況。怎麼辦？透過自我暗示，或許可以平定你的不良情緒，鎮壓工作中的一切壓力。

提醒作用。比如當別人觸犯到你，而你想教訓他一頓的時候，請你在嘴裡默念：「我一定不會伸出我的拳頭和我的腿！」只要這樣做，大多是不會發生衝突的，有利於職場中更好的處事。

總之，自我暗示的用處很多，範圍也很廣，上班族可以在任何需要自我暗示的情況下，進行自我暗示，一定會擺脫心靈中的桎梏，積極的投入工作和生活中。

那麼到底該如何進行自我暗示呢？我們舉以下例子來說明：

首先，請明確你現在的壓力、目標或渴望等，也可以寫下來，然後用想像力在腦海中按照自己的意圖，事先描繪出一幅某項任務實施中以及完成後的景象或畫面。或是在緊張時，想像自己喜歡的事物。

然後，來到一個令你心曠神怡、十分舒適的地方，躺著或坐著，慢慢放鬆身體，享受放鬆的過程。

接著，開始在腦海中描繪與自己願望中相同的事物，如果是一朵漂亮的花朵，就想像自己心愛的人拿著它，看著心愛的人開心，享受心愛的人稱讚，並向你的心境微笑。當這種無形的東西用你的語言，或者其他描繪方式表達出來時，就會是很好的暗示作用。如果不是事物，而是一個情景，那你就可以把自己置身其中，按照你所想像的事情，經歷發生的事件，可以具體到每個人正在說什麼。

這種想像可以長時間保留在你的腦海中，積極的對自己說話。

在即將結束自己的想像時，對自己說一段堅定的話，比如：「老公／老婆是愛我的！」「我是漂亮的，我是有吸引力的！」「我是最棒的！」「我能實現自己的美好願望！」等等。

經常對自己進行正向的暗示，慢慢會快樂起來，有時甚至會創造奇蹟。所以上班族，不要忘記用好自我暗示的武器，不要讓負面的情緒打倒自己，積極使用自我暗示使自己產生勇氣和自信，爭取意想不到的成功。

自我暗示的作用不全是正向的，也有一些比較不好的作用。比如小孩要睡覺了，媽媽擔心的和他說：「不要尿床啊。」可是真的就發生了媽媽所說的那一幕，這就是負面的言語暗示。所以，我們要多給自己正向的暗示，少給負面暗示，這樣才是對心身健康有益的。

絕不拖沓，不讓身心負重

魯迅說：「耽誤他人的時間等於謀財害命。」也就是說，拖延自己的時間就是自己不放過自己。而現代人在工作中經常會出現拖沓的現象，雖然對工作沒有太大的影響，但是你會因此而日夜惶恐，擔心沒有完成的工作。

徐小姐在國際旅行社從事導遊工作，這次，她所帶領的團體是在南部遊玩的。到達旅遊景點後，徐小姐讓大家解散參觀，然後讓遊客在規定的時間和地點集合，可是每次都會有一兩個人遲到。為了旅遊行程的順利進行，徐小姐想出了一個辦法。她對大家宣布遲到者要懲罰唱一首歌，在眾多遊客的起哄中，遲到的人唱了一首歌，而徐小姐為了讓遲到者不感到難堪，自己也唱了一首，還特別說明第一次遲到是唱歌，而第二次就要跳舞。從此，整個旅遊行程中都沒有遲到者。徐小姐非常聰明，用巧妙的「軟」方法遏制了遊客的拖沓行為。而在職場中，並沒有人來管制你的拖沓行為，受害人也只能是你自己。

很多人都喜歡這樣想：今天太辛苦了，這個任務明天再做吧。於是第二天也沒有完成，因為主管沒有向他要成果，使得這個任務越拖越久，而你也在時刻擔心著主管什麼時候才和你要。與其這樣提心吊膽，還不如立刻做完它。之所以會造成拖沓，是因為害怕困難、失敗等等。當然還有一些原因：

一、對事情很困惑。有些人不是特別明白自己該做些什麼，當他們接受到任務時，經常會被工作的難度以及分量所嚇到。雖然把工作看得透澈，但是卻不知從何下手。由此，拖沓就產生。

二、分析能力不足。如果一個人不能正確分析工作任務時，他們無法按時完成工作任務，因為他們害怕徒勞，所以選擇拖沓。直到最後期限，才草草了事。

三、難以安排順序。工作時不按照一定的順序，每件事情都做一點，結果每件事情都無法完成，只好拖沓。接到工作時，要分輕重緩急來做。

四、依賴性強。依賴性很強的人，也許可以獨立完成工作，但是他們總想著讓別人幫助自己，所以就會拖沓，直到有人來支援。

五、缺乏興趣。如果一個人覺得自己所做的工作很無味時，身體的惰性就會出現，總感覺疲憊不堪，沒有熱情，結果就造成了拖沓。

其實，養成拖沓習慣的原因不止這幾種，在這裡就不一一列舉了，因為最主要的問題是如何克服拖沓這個不良習慣。如果你也有拖沓的惡習，那麼，從現在開始就學習一下以下的方法，也許可以把你帶回「正路」：

一、先做最重要的事。我們在做工作時一定要先做最重要的，這樣才可以讓我們甩掉沉重的包袱，用良好的心態去完成別的事情。做事情的先後順序應該是這樣的：重要且緊迫的、重要卻不緊迫的、緊迫卻不重要的、繁忙的、毫無意義的。對於毫無意義的工作可以不去做，因為那樣是在浪費時間、浪費生命。

二、做事果決。一切準備就緒後，就要開始工作了。做工作時不要猶豫不決、拖拖拉拉。決定一份工作後，就要盡力去完成。而對於有些棘手的工作，可以放在後面解決，以免耽誤不必要的時間。

三、做出承諾。如果你怕做事情拖沓，可以向你所信任的人做個承諾，讓他們來監督你的工作計畫。這樣一來，不管你是因為害怕、憂慮，還是利益、面子，你都會盡快去完成工作，絕不拖沓。

辦事不拖沓，要求工作效率高，在有限的時間裡完成應該完成的工作。此外，不要給自己太多時間，也許你可以在期限之內完成工作，若是總想著還有時間，本來可以早早完成的工作最快也要在截止日前的那一刻才可以完成。

在這裡，還要提醒廣大上班族，當你十分厭倦一份工作的時候，就不要去做，因為這樣的情緒會讓你拖沓，而且完成的品質也不高。因此，這時你可以到外面或是哪裡放鬆一下自己的心情，或是好好休息一下，感覺精神飽滿時再重拾這份工作，你會很快完成任務。

找個職場中的「朋友」和你一起工作

從前有人說：大學裡沒有真正的朋友。可是我們在大學中都結交了很多十分友好的朋友。還有人說，職場上沒有真正的朋友。但是如果職場裡真的沒有朋友，你的生活豈不是非常灰暗無趣？

趙小姐在一家化妝品公司的做銷售。剛踏入職場，就和同部門的林小姐成為了朋友。兩個人幾乎做什麼事情都在一起，形影不離。在年底，公司策劃了一個獎勵政策，達到一定的指標就可以獲獎。得知消息後，林小姐就跑去問趙小姐：「妳覺得誰能拿到這個獎勵呀？應該是妳，妳的業績一直都不錯。」可趙小姐對這種獎勵並不感興趣。不久後，林小姐被人告知自己被人打了小報告，於是她立刻就想到了趙小姐。她知道自己在工作中的一切事情，而別人都不知曉。所以在職場上結交朋友，一定要保持距離。

在職場上，我們可以有朋友，但是在交往時一定要把握分寸，因為辦公室只有看不見的硝煙。有時候，兩個人在一起聊天時，不小心就會說了些不該說的話，而這句話也許就會成為插入你後背的一把利劍。比如你對某個同事的不滿看法，比如你多工作的抱怨。那麼，我們應該如何在職場中結交朋友呢？策略如下：

一、尊重對方的決定。尊重和職場對方的決定，讓對方認識到你是理解他的人，對你產生信賴。如果心裡並不是這樣想的，一定要告訴對方你的顧慮，讓他有再考慮的空間。如果事情失敗了，也不要擺出一副事不關己的姿態。

二、發揮語言魅力。剛剛踏入職場，與周圍的同事不可能馬上就打成一片，所以恰當的發揮自己的幽默感，可以逐漸幫助你獲得良好的人際關係。

三、不要觸碰禁區。多說話可以，但是一定要管好自己的嘴。分清什麼話可以說，什麼話不能說。避免一些敏感話題，換位思考一下，對方是否願意回答你的提問。

四、結交朋友要看人。多結識一些善良的朋友，也許你會遇到職場中的知音。和志同道合的朋友一起工作，更有益於開闊思路、達到成功。

我們在工作過程中，總要與他人進行交流，在工作之餘也可能要與同事去逛街、遊玩，太邊緣總會被他人認為你不好相處或者孤傲。所以我們可以在工作之餘和同事談天說地，甚至可以成為朋友，但是有些話題是絕對不能觸碰的，而有些話題是可以說的。下面就是職場朋友之間的安全話題：

一、美容和時尚話題。同事之間最熱門的話題就是購物、美容，比如什麼化妝品好用，又比如哪家的衣服打折等等。這樣的話題怎麼談都可以，談及共同喜愛的偶像或品牌，還會拉近彼此之間的關係。

二、情感和家庭話題。如果兩個同事的感情非常要好，那麼他們就會互相訴說彼此的情感或家庭。但是如果你向對方傾訴了你的私密感情，而對方卻沒有和你分享他自己的愛情故事，你就危險了。這些話題的訴說對象一定是你確定和你關係很要好的人，否則你的祕密可能就要成為辦公室最公開的話題了。

三、工作話題。在工作中，很多時候都需要同事之間互相探討、合作。所以上班時談論工作的話題也是可以的。但是有些事情一定不要提及，比如你很討厭你的上司，如果你向同事說了這種話，就準備跳槽吧。

在職場，如果可以結交到朋友，會讓你在工作中保持愉快的心情，促進你提高工作效率，幫助你順利完成任務。但是上班族要擦亮雙眼，你身旁的這個朋友也許是個敵人，多接受諫言，少聽甜言蜜語。

想在職場立足，光靠實力是不行的，還要能夠在同事交往中遊刃有餘，因為，能夠把握同事間的友誼可以讓你避免發生意外，比如被同事出賣。在同事交往中，關係應該拿捏在既不疏遠、又不過於親密的中間。

重視細節，會讓你收穫多多

老子云：「天下大事，必做於細；天下難事，必作於易。」也就是說，想要成就一番事業，必須從最簡單容易的小事做起。而作為上班族想要在職場上闖出一片天地，必須要注重、注意細節。

陳小姐剛剛大學畢業，在某個國家的大使館做翻譯工作。可是到那才得知自己不過是個接線員，最可貴的是她並沒有打退堂鼓，每天都認真的工作。她在閒餘時間經常背使館人員的名字和電話號碼，盡可能的了解每個人的工作性質和情況。她在工作時總是電話鈴響一次就接起電話，不管電話那頭要找誰，她都可以告知此人何時歸來。任何人都沒有她這樣厲害，在大使的薦舉下，她成了一名真正的翻譯人員。如果她只是每日接接電話，沒有人會注意到她，注重工作中的細節讓她得到了別人的注意和賞識，最終實現了自己的夢想。

在我們的工作生活中，高不成低不就的人為數不少，他們一心想著在哪一天可以登上事業的高峰，可是他們連很簡單的一件事都不屑去做。在將來，這些人中一定很少有成功人士。他們缺少一顆平常心，願意去把每一件小事做仔細。工作中的雞毛蒜皮、瑣碎繁雜看起來十分單調，沒有技術含量。可是如果不注重這些細節，一步登天絕對是痴人說夢。那麼注重細節究竟有什麼作用呢？

一、細節展現水準。在生活與工作中，認定一個人是否具有較高的水準，一般都是從他為人處事的小細節中展現出來的。一個不修邊幅、不拘小節的人不可能具有很高的水準。只有懂得注重細節，在生活和工作中你才能透過這些小細節來提升自我，逐漸完美。

二、細節展現能力。不積跬步，無以致千里。也就是說，不注重小細節，難以做出成就。注重細節，你才能做到面面俱到，也才可能把所有工作中每一個環節都安排的天衣無縫，沒有差錯，完美的完成任務。

三、細節展現形象。在工作中的每一個小細節都會給我們的上司、我們的客戶留下一個美好的形象。這個細節包括言語與舉動，可以細化到一個溫馨問候、一杯茶水相送等等。這些不經意間的小細節，都會引起別人對你的注意。

四、創意來自細節。靈感和創意不是坐著發呆，突然就可以出現。在生活與工作中，我們注意每一個細節才能發現問題，那麼解決問題就可能開發我們的創新精神。而終日苦想靈感的人，是找不到創新的源泉的。

由上述分析可知，細節決定成敗。細節如此重要，那我們在工作中如何發現細節、注重細節呢？從以下幾點開始做起，漸漸你就會養成注重細節的習慣：

一、加強責任心。工作中的每一個環節可能都會影響整個公司的效益，只有每一位員工加強了責任心，對自己所做的工作擔起責任，才會注重細小的環節，竭盡全力，使工作圓滿完成。所以想要注重細節，就先加強責任心。

二、勤思勤做。細節在生活也工作中隨處可見，但是要求你具備一個勤於思考的大腦和勤於做事的身體。在工作中經常思考才能發現漏洞，然後才可以彌補過失。此外，很多事情，我們覺得它很容易，但是真正做的時候，你會發現它和你所想像的差別很大，所以勤於動腦、勤於做事也會注意到工作中的細節。

三、從小事做起。一屋不掃，何以掃天下。也就是說，不願意做小事，大事是不能完成的。在職場中，我們要有心懷大事、樂做小事的心態。每天認認真真做好每一件小事，相信不久你一定會有很大的收穫。

在上小學時，老師們就教導我們：「細節決定成敗。」但是大部分人到工作後還是無法真正體會到這句話的含義，對自己的工作不屑一顧，敷衍了事。這樣的做法會使你越來越偏離成功的軌道，早日醒悟，早日收穫成功。

注重細節不一定能夠成功，而不注重細節就一定會失敗，就像努力了不一定會成功一樣的道理。雖然注重細節不一定就可以獲得成功，但是可以給你帶來喜悅。在仔細做一件事情、注重其間的每個小細節時，你會十分享受這個過程，並從中體會到無盡的歡樂與樂趣。

解決「假日症候群」

每逢節慶、連假，上班族的身心就澈底解放了：在家玩遊戲、出門遠遊、聚會玩樂等等。假期很美好，但是重新上班後，上班族們通通把腦子遺留在了假期，工作期間無精打采，身心疲憊。

吳小姐在某家外貿公司做銷售，每天都要完成一定的業績，壓力非常大，每天早上八點就要去上班了，有時非工作日要去加班，睡一個舒服的覺成了吳小姐奢侈的願望。過年連假七天假，吳小姐終於可以澈底睡幾天懶覺了，每天她都是快吃午餐才從床上爬起來，吃過午餐後她就找朋友逛街、閒聊。七天後，要上班了，吳小姐非常不願意起床，結果上班遲到了。吳小姐這種狀況是患上了典型的「假日症候群」。

剛剛經歷了連假的上班族，常常會患上「假日症候群」，把在假期中的一些習慣帶到工作中來，甚至會對工作感到厭煩。上班族平時忙忙碌碌，等到假日澈底放鬆後，心就難以收回來，並且會出現多種症狀，對工作和生活都非常不利。那麼，「假日症候群」都包括哪些症狀呢？

一、上班恐懼症。過年是時間最長的假期，不少上班族在假前就制定好了娛樂計畫，逛街、聚會、K歌……只要是能想到的，都想在假期體驗一番。假期過得很充實，回到辦公室後，情緒就無法很快調整過來。

二、睡眠紊亂頭昏腦脹。在上班族中有相當一部分人是宅男宅女，假期的到來更是讓他們在家一窩就是七天。從早上開始，吃飯——電腦——吃飯——睡覺——電腦，有時還會在晚上打遊戲，連續幾天通宵，七天足不出戶。等到上班後就會感覺頭腦發脹，十分難受，很難適應上班的作息表。

三、流失了飢餓感。平時上班，好朋友沒有時間相聚在一起，所以在假期時間，各個朋友聚會和同學聚會就都冒出來了。好不容易放假，還要奔走各個聚會，暴飲暴食再加上酗酒過多，讓自己感覺精神不濟，回到家就是大睡一覺。假期結束後回到公司，仍會感覺沒精神，甚至食慾下降。

四、失眠、體力透支。很多上班族都喜歡旅遊，終於盼到了假期，還是長假，所以他們一定要計劃一次遠途旅遊。旅途雖然奔波，但是途中的壯麗風景卻是久久不能忘懷的。回到工作中後，心裡總還想著遊玩時的場景，無法馬上投入到工作中去。

在假期中種種活動都讓上班族感到十分歡樂，但是這也在一定程度上影響了他們的工作效率，所以在享受假期後能夠立刻投入工作是每個人都希望能夠做到的。下面有幾種針對以上症狀的解決方法：

一、提前一天進入工作角色。無論你在假期是多麼快樂，都要在最後一天收住腳步，做點安靜的活動，做好假期與工作的過渡期。在上班前，轉變好工作角色，了解下週的工作內容，才可以在假後工作中充滿熱情。

二、合理作息，適當運動。喜歡在假期宅在家中的上班族，要保證充足的睡眠，不打破工作時的生理時鐘，此外，不要總坐著玩電腦，在飯後出門散步，做做家務活動，都可以有效調節身體的各部分機能，避免久坐帶來的危害。

三、飯後散步、運動。如果你無法躲避這些聚會，那麼在吃大魚大肉的同時，要吃一些綠葉蔬菜，飯後吃些有助於消化的山楂。此外，飯後進行一定量的運動也是不可少的。

四、調整生理時鐘恢復平和心態。接觸新鮮的事物會讓我們的精神十分興奮，為了能夠平靜內心、盡快回到工作中，在旅遊結束後，泡個熱水澡或是泡泡腳都可以緩解我們在旅遊時的疲勞。

假期很美好，上班族有了充分休息的時間。但是假期又很糟糕，因為很多人在這期間弄得更加疲憊，以致無法投入工作中去。所以上班族在休長假時，一定要確保擁有合理的飲食、充足的睡眠和適當的鍛鍊。

很多上班族會在假期去旅行，為的就是放鬆身心。但是上班族們在這裡要多加注意，旅行前一定多加準備，隨時應對氣溫、海拔的變化，勤洗手，以免在旅遊途中突發或感染疾病。

拒做職場便利貼

大家有看過《命中注定我愛你》這部電視劇嗎？相信你們對裡面的「便利貼女孩」一定記憶猶新。在現實職場中，也存在著很多便利貼人士，尤其是職場新人。初來乍到，毫無經驗，經常會被命令做東做西。

辛小姐個性溫和，由於工作經驗足，很多事情她都略懂一二，所以很多人在需要幫助的時候，她就出場了，收集材料，製作表格，影印文件……有她的存在，同事們的工作變得更加輕鬆了，於是他們經常向辛小姐求助。由於辛小姐的個性，每次她都不敢拒絕，但是這樣無休止的幫助別人，她的工作要到晚上很晚才能完成，活得非常累。但是自己實在不好意思拒絕，只能搖搖頭，繼續做著「助人為樂」的事情。辛小姐這樣的做法會讓同事產生依賴心理，每當自己無法完成工作的時候，就會想到有人會幫自己。辛小姐應該把自己的想法告訴同事，教會他們那些自己不會的事情，讓他們沒有理由來請求幫助。

對於剛剛踏入職場的新人來說，得到上司和同事的肯定是他們極其想要的。因此在工作中，別人的需求就是他們樂意助之的。但是工作時間久了，他們就明白了自己的工作範疇，對於別人的需求，他們就不願意去完成，因為自己也是要完成工作內容的。在這個時候，有些人就明確拒絕了，可是有些人怕傷了和氣，依舊違心去幫助別人，成為了同事眼中的「便利貼」。這些人通常有以下四種心態：

一、畏懼心理。有些人並不是發自內心的想幫助別人，因為幫助別人就等於在浪費自己的時間，但是對於別人提出的要求還是不忍心拒絕，怕傷了同時之間的和氣，和同事產生距離，受人排擠。

二、想要得到安全感。有些人性格溫和，不喜歡和別人產生矛盾，堅守以和為貴的做人原則，所以這類人是不會拒絕幫助別人的。他們所接受的教育就是做個「好學生」，免遭「老師」的責罵。

三、缺乏自信。缺乏自信、自卑感強的人總是想從別人的肯定中得到自信，所以他們喜歡被表揚。在職場中，他們會來者不拒，誰的要求他們都會去做，因為做完後會得到同事的讚許。

四、缺乏專注力。有些人無法全心全意的投入到工作中，事前沒有對自己的工作進行計劃，所以工作效率會比較低。他們也沒有明確的奮鬥方向，所以在工作中很容易受別人影響。

具有以上四種心態的人很容易變成職場便利貼，為了遠大的前途，為了更好的生活，我們在工作中不應該做辦公室便利貼，那樣只會浪費我們的光陰。可是我們究竟應該怎麼拒絕做便利貼呢？

首先，要認清順從背後的心理需求。透過做職場便利貼所贏得的人際關係，並不是真正的友好關係。想想有多少你沒有拒絕的超出你職責之外的要求，哪些你是可以拒絕的，為什麼自己沒有拒絕。提升自己的工作能力，真正的自信和安全感都是從自己身上獲得的，努力創造自己的價值才能真正的擺脫便利貼。

然後，學會拒絕，對他人的要求說「No」。在審視自己後，就要嘗試對同事的要求說「No」

了。當別人向你提出要求時，你要注視著對方的眼睛，讓對方感覺自己受到了尊重，讓對方相信你確實有事情，不能幫助對方，回絕的態度要堅決。此外，如果有可能，可以為對方提供一些解決方案。

最後，做職業規劃，有目的的提高自身能力。職場便利貼們缺乏思考問題的能力，若想獲得上司的重視、承擔重要的專案工作，就要有方向的提升自己的能力，如此，你在別人的心中就不再是「小弟」、「小妹」了。

也許你現在還是一張「便利貼」，但是不要迷茫、不要愁苦，只要你肯付出努力，不斷的提升自己，總有一天上司會看到你的光芒，就像千里馬一定會遇到牠的伯樂一樣的道理。

初入職場的上班族，其實都是要經歷「便利貼」這條路的。只要你有信心自己可以爬得更高，時刻準備著，機會一定會到來。此外，在升遷後，不要沒有任何表情變化，只知道低頭苦幹，那樣只會讓你的主管覺得你很知足，不需要再升遷加薪了。

「下班後沉默」是種病

有些職場人士上班的時候神采奕奕，滿面笑容，但是回到家就沒有了精神，總是沉默不語，嘴角也跟著向下彎曲了。每天精神抖擻上班的你，是不是也有這種狀況呢？其實，「下班後沉默」也是一種病。

這種病是由於人們在心理上感覺到了疲憊。當代生活壓力大，物價飆升、就業難等一系列問題都在困擾著上班族，他們大多數上有老下有小，更好的生存下去是他們的目標。但是為了這個目標，他們在心理上承擔著很大的壓力。在工作中充滿精神、妙語連珠是工作的必要，回到家後他需要回歸真實的自我，傾聽自己內心的真實聲音。所以，上班時能說、下班後沉默就成了一個惡性循環。想要解決這個惡性循環，我們首先要了解為什麼會出現下班後沉默的現象。

一、心理疲勞。為了追求更好的生活品質，上班族緊跟社會的腳步，工作壓力非常大，也沒有時間去照顧自己的內心世界。在下班後只希望能夠更好的休息，所以對於朋友、家人，他們選擇躲避。

二、自我保護。當你不想說話、只想一個人安靜的時候，就是大腦提醒你該放鬆休息了，這是對自己保護的行為。但是，如果總是下班後沉默不語，養成習慣，自己就會變成一個性格孤僻、態度消極的人，甚至會造成憂鬱症。

三、缺少生活樂趣。本來工作很無聊，在生活中就應該愉悅自己的身心。可是很多人由於工作不順心或上班說話多了，回到家中就不願意說話，甚至一說話就發脾氣。這種行為使他們失去了很多生活樂趣，並且還傷害了家人的心。

其實，綜合以上三點原因，主要還是因為工作壓力大。上班族努力扮演好工作中的角色，卻使自己疲憊不堪，享受不到生活的快樂。那麼我們如何解救這顆不願說話的心呢？

一、擁抱家人。上班族下班後，在家中偶爾幾次沉默有助於恢復精力和體力，可若是長期如此，就會破壞友誼和親情。上班族要認清工作的目的，在下班的路上就要盡快把一天的煩惱和困惑拋在腦後，回到家中給每個人一個擁抱，感受家人的喜悅和關懷，讓自己全心全意的投入到生活中，自己就會迫不及待的和家人聊天。

二、留足夠的休閒時間。上班時的工作不要帶回家中，在家裡就是要完全放鬆自己，和家人一起看電視劇，一起做做飯、下下棋……這些都是很好的放鬆方式，而且還可以促進和家人主動溝通。封閉自己不能解決問題，家人的溫暖才能真正讓你精神倍增。

工作是為了更好的享受生活，下班後總是沉默不語怎麼能感受到生活的歡樂？沉默不語就是在封閉自己的內心，封閉自己的內心就是在親手挖掘幸福的墳墓。你同意這樣的說法嗎？如果同意，就從現在開始，加入到家庭的活動中去吧，那裡的溫暖可以驅散你身上的疲憊。

下班後除了可以與家人享受快樂的時光，還可以去和朋友相聚。真正的朋友在一起不是只有吃喝玩樂，而是兩個人有相似的價值觀，無論做什麼事情都能讓對方感覺到快樂。下班後約上你真正的朋友，一起去田野或人少的地方散散步、談談心，這也是十分不錯的解壓方式。

如何擺脫「藍色星期一」

在當今社會，無論你處於什麼行業、什麼職位，壓力都很大。辛苦工作一週後，人們就會在休息日澈底的放鬆自己，去K歌、去遊樂場、去夜店……這樣把自己全心全意的扔到快樂的漩渦中，到了星期一，就會出現各種不適的感覺。

各位職場朋友，星期一去上班，你是不是總是感覺身心疲憊，很想回家去休息？如果答案是肯定的，你就已經患上了「藍色星期一」症。這種病雖然沒有讓身體帶來傷害，但是對我們的心理和工作都會有一定的影響。星期一上班，你會感覺很厭倦，情緒自然也會非常急躁，心裡無法安靜下來，當然會影響到工作效率。所以奮鬥在職場的上班族，一定不要患上這種症狀。想要做到這一點，我們首先要了解造成「藍色星期一」的原因：

一、這種病是由於我們生活方式的不正確導致的。工作壓力大，促使人們在週末就會瘋狂釋放自己，玩過度了就會把所有不適的感覺都帶到星期一。

二、有些公司的規定就是在星期一安排新的任務，因此，很多上班族在星期一上班時就會感覺壓力爆炸，產生厭倦上班的想法。

三、有些上班族十分厭倦工作的單調無味，而在週末的娛樂中找到了歡樂，於是星期一讓他們去上班，情緒自然就會低落，無精打采。

四、人處於任何環境都需要適應，在週末享受歡樂，大腦澈底放鬆了，到了星期一上班後，要大腦立刻緊張起來是很難的。

雖然從人的生理角度來看，星期一上班必然會讓上班族感覺疲憊不堪、無精打采。但是，透過調整週末的行動，我們是可以戰勝「藍色星期一」的，請看下面的招數：

一、足夠的心理準備。正確看待自己在星期一出現的症狀，週末一到，就要告訴自己一定可以戰勝「藍色星期一」。

二、調節工作與休息。星期六日不要到處瘋玩或是整天躺在床上，在工作日盡量按時完成工作，不要加班熬夜，休息日就不需要澈底放鬆自己。

三、時間管理。如果你是雙休上班族，那麼就在星期五晚或星期六進行娛樂活動吧！星期日盡量留在家中休息，調整自己的狀態。

四、自我調整。星期日一天或下午是用來調整自己的時間，可以做些以靜為主的活動，例如：讀書、寫字、畫畫等，也可以提前做些工作，能夠幫助自己盡快投入到星期一的工作中。

五、保證睡眠。良好的睡眠是保證一天活動順利進行的必要前提。在星期日晚上睡覺前喝杯牛奶或用熱水泡泡澡，有助於更快進入睡眠狀態。

六、想點高興的事。在上班的路上，想想同事們會有哪些變化，什麼時候發薪水，下週去哪裡玩……。

七、讓自己減壓。在星期一可以做些比較容易的工作，慢慢調整自己的狀態，等到完全適應後，再去加重工作。

工作的確不是一件很容易讓人產生快樂的事情，但是卻能讓我們實現很多物質上的願望。所以，不妨把工作當成是一件幸福的事情，自己制定一個需要錢來獲得的願望，你就會愛上工作而厭惡放假了。

「藍色星期一」其實並不是很嚴重的問題，只是人們說的多了，它擴散的範圍就越來越廣了，因為壞情緒是會感染的。所以想要擺脫「藍色星期一」，還要保持一顆樂觀豁達的心胸，不受別人話語的影響。

第八章

上班族的週末怎麼過？別浪費一年中七分之二的休閒時光

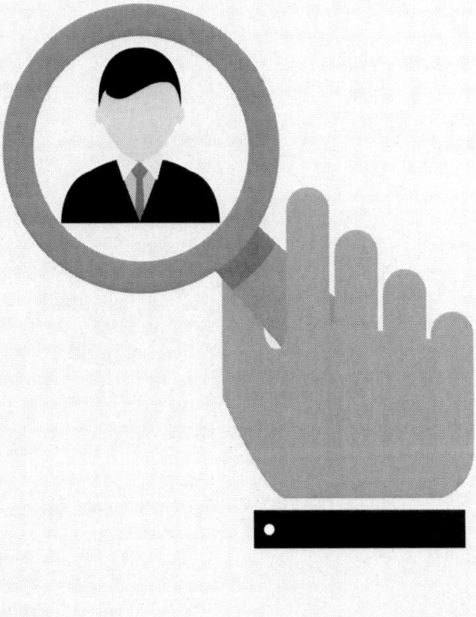

圖書館裡享受陽光午後

很多人認為，圖書館是一個汲取知識的神聖寶地，進入圖書館，映入眼簾的就是埋頭苦讀的莘莘學子。當然，圖書館確實是讀書寶地，但是它也可以是一個十分享受的地方。

每當我們在工作中需要某些資料時，就會跑去圖書館查詢或惡補一下，「書到用時方恨少」，急急忙忙去，急急忙忙看，到下次用到這些資料時，又全部忘掉了。為什麼要讓工作變得如此匆忙？當然，網路的快速發展，使得很多資料不需依靠圖書館，可是冷冰冰的電腦螢幕又怎麼能和瀰漫著淡淡紙墨香的圖書相比呢。所以，不要認為圖書館就是一個埋頭讀書的地方，作為週末的休閒方式，我們完全有理由選擇圖書館，理由如下：

一、安靜的環境。這裡絕對是一個享受讀書的好地方，安靜的圖書室，午後的溫暖陽光，射過透明的玻璃窗投射在泛著淺黃的書頁上，整個下午浸泡在圖書館中，溫馨又享受，沒有服務員或是其他人來打擾你。

二、真實的感受。在圖書館，你看到的書都是真實存在的，你可以觸摸它的每一寸「肌膚」，感受它的靈魂，在翻動書頁時，還會有一縷書香撲鼻而來，這種享受是電子書永遠也做不到的，你所獲得的也不僅僅是知識，而是一種休閒享受。

有人說，生活裡沒有書籍，就好像沒有太陽；智慧裡沒有書籍，就好像鳥兒沒有了翅膀。

在週末中，與其逛街消費，不如鑽入書籍中，享受一下精神世界的美感。書籍可以讓你在繁華的都市中保有一顆純真的心靈，遠離喧囂，歸於自然。但是圖書館中的書那麼多，應該怎麼挑選一本書籍來閱讀呢？

一、明確目標。當我們在決定去圖書館前，一定要清楚自己想要閱讀哪方面的書籍，或者具體需要哪本書，否則，面對這麼多的書籍，就會不知所措，把下午大部分時間都浪費在了選書上面。

二、選書策略。在要讀書前，可以讓親朋好友推薦幾本書籍，或者是自己在雜誌報紙中尋找。當然前者更有依據，因為是別人看過後告知你的，後者只能說明它的宣傳力度大一點。也不可只看圖書的包裝，包裝再精美，沒有內容的書籍也是「爛貨」。

三、好書標準。可以稱之為「好書」的書籍一定要有足夠的資訊，還要有流暢的文字。否則，閱讀就是在浪費時間。

對於上班族來說，剛剛就業時，可以看一些有關勵志類的書籍，而工作久了，就可以有針對性的閱讀一些書籍，比如：管理學、組織學、企管教科書。而等到職位上升後就要閱讀事業更寬的書籍，工作時間更長以後，可以閱讀一些心理學和有關健康、時間管理的書籍。

在週末休閒讀書時，我們可能並不在乎一定要閱讀完幾本書。在圖書館找個安靜的角落、靜靜品味書籍中的精神食糧是我們想要達到的目的，所以如何精讀是很重要的。這就要求我們在閱讀的時候，注重作者所運用的語言表達方法、文章的結構、引用的資料以及一些舉例論證等等。必要時，可以做一些筆記。

躲在咖啡館裡品味咖啡，品味音樂，品味人生

週末的午後，晴空萬里，陽光甚好，走進寧靜的咖啡屋，來上一杯摩卡，抿上一小口，那種絲滑香醇的口感瞬間在口中蔓延開來。這是屬於你一個人的午後，一個人的咖啡館，一個人的人生。

週末在不知不覺中又到來了，也許這週你沒有朋友拜訪，你也沒有伴侶相約，那麼到咖啡館喝杯咖啡吧。很多時候，很多事情，其實都和喝咖啡一樣，聞上去很有神祕色彩，可是喝上一口卻會覺得苦澀難咽，再往下喝時你就沒有了那種難以下嚥的感覺，慢慢的，你會愛上咖啡這種獨特的味道，直至最後一口，隨著它的慢慢消逝，那種濃郁的醇香還停留在你的味蕾裡。當我們看到新奇美好的事物後，便會想要去追求，可是真的到手後便會厭煩它，直至它即將消逝時，我們才會體會到它的好。坐在咖啡館，聽著懷舊的音樂，品味一杯咖啡，也就是在品味人生。那麼，在喝咖啡時應該注意些什麼呢？

一、品咖啡。喝咖啡的要訣就在於細細品味，當一杯咖啡端到你面前時，先用鼻子感受一下咖啡獨特的香味，觀察一下咖啡的顏色，以深棕色為佳，接著喝下一口原味咖啡，然後慢慢品嘗，讓咖啡在口中停留一段時間，充分感受咖啡的味道。

二、溫度。咖啡最好趁熱喝，因為涼了可能會影響咖啡的口感。此外，趁熱喝也是一種禮節。在這裡要注意，只有品質普通的咖啡在變涼後，口感才會受到影響。

三、味道。咖啡豆中的糖分很少，在製成咖啡後，很大一部分都變成了焦糖。所以咖啡的味道有些苦，還可以聞到香味。剩餘的一些糖分會使咖啡帶有些許甜味。

四、適量。喝咖啡不能一下子喝太多，一杯小小的咖啡就可以供你品嘗半個小時了。咖啡太多，看上去會有厭煩的感覺。然而適量的咖啡可以使人頭腦清醒，充滿精神。

透過以上介紹，你應該對品嘗咖啡有了一定的了解。下一步，我們就要去咖啡廳實踐一下了。

在品咖啡時，如何做好常識性的禮節呢？

一、拿咖啡杯。盛放咖啡的杯子一般都比較小，你無法像拿瓷茶杯一樣把它端起來。你應該用右手捏住杯耳，然後抬起來。

二、咖啡加糖。如果是砂糖，可以直接用咖啡匙去舀；若是方糖，用夾子來取。

三、使用咖啡匙。咖啡匙可以把咖啡攪拌均勻，如果不用時，應把它放在一旁。

四、咖啡太燙。如果咖啡剛剛端上來很燙，萬萬不可用嘴去吹，靜靜的等待咖啡冷卻或用咖啡匙攪拌都可以。

五、喝咖啡與用點心。如果在喝咖啡時你感覺有些餓了，可以享用一些小點心，但是在吃點心的時候應該放下咖啡杯，停止飲用咖啡。

坐在咖啡屋中，被美妙的音樂緊緊包圍，品味著上好的咖啡，靜靜回味自己的過往，這種享受是不可多得的放鬆方法。上班族忙碌一週後，不妨在咖啡館度過一段輕鬆美好的時光吧。

如果你想要追求咖啡至純的口感，應該在準備品味咖啡前，喝一口冷水，讓口腔清潔無味，讓舌頭更好的品味咖啡的原始味道。當然，如果你感覺黑咖啡太過苦澀，可以在咖啡中加入一些鮮奶或糖塊。

寫部落格總結上週生活，計劃下週工作

在我們一週的工作中，也許有很多是我們想要留住的美好時刻，好友生日、老同學聚會、情人節活動等等。這些美好的瞬間只能在我們的生命中上演一次，為何不用我們的指尖記錄住這永恆的時刻呢？日後翻看，那將是另一番感動與味道。

我們平時所經歷的美好瞬間，若不去記載或回味它，隨著時間的流逝，你對這件事的印象

就會越來越模糊。在週末的夜晚，關掉室內的燈，打開電腦，回味著這一週以來你所經歷的事情，有苦有甜也有淚，一幕幕畫面像電影一樣在你的腦海中一段段的播放。這時，打開部落格，用你的雙手把這一週的感動在鍵盤上輕輕敲擊下來，這份獨家記憶將是你今後快樂的源泉。其實，這樣的週末「活動」也可以放鬆你的身心。寫部落格的好處還不止如此，可以概括為以下幾點：

一、促進學習。如果一個人想把事情寫出來，那麼首先他要了解這件事情，這就促使著人們不斷的對未知領域進行探索，並且經過長時間的寫文章，你的文字功力也會越來越醇厚。

二、反映成長。經過對一件事情的多加思考，才能寫出一篇文章，而一個人對某件事情的認知是有一個過程的，從不清楚到了解，從了解再到熟悉。我們透過看一個人的部落格，可以看到這個人思考和解決問題的成長。

三、結交朋友。當你寫出一篇文章後，和你有著相同興趣的朋友就會來拜訪閱讀你的文章，經過不斷的交流，也就成了思想上的好朋友。

四、包裝自己。如果你準備跳槽，可以在所投履歷的後面附上你的部落格連結，招聘人員可以很快了解到你的實力。

五、練習文筆。經常寫部落格，在無形之中你的文筆就提高了。此外，用英語寫部落格，外語能力也會逐漸提高，這是慢慢累積的過程。

六、鍛鍊毅力。經常寫部落格也是需要毅力的，因為做什麼事情都是開頭容易、堅持下去難，堅持每週寫部落格，你做別的事情的毅力也會提升。

上班族週末寫部落格，也是一種養生方式，在寫部落格的時候，需要你的內心世界平靜如水，但又要求思想活躍。這樣不僅可以使你的心態平和，還能鍛鍊你的大腦。可是在寫部落格的過程中，我們應該注意哪些問題呢？

一、回覆評論。別人閱讀你的部落格時，一定是想了很久才做出評論的，所以我們應該懷抱感激的心情回覆每一條評論。如果沒有他們評論你的部落格，也許你就沒有寫下去的動力了，別人的加入以及交流，可以提高你的自身程度。

二、即時更新。部落格要即時更新，因為當你覺得沒有事情可寫時，你就會拖著，拖到最後就把部落格扔掉了。其實，只寫一個想法也是可以的，之後再慢慢去完善它，對自己的要求不要過高。

三、打開心扉。只要你寫了部落格，就會有人來看，如果你不想別人看見，就不要在部落格上寫出來。在寫部落格前就應該做好準備，打開心扉、和志同道合的人交流想法是一件很愉快的事情。

四、不要放錯分類。在部落格中，有數以萬計的讀者朋友，所以，你寫的部落格不可能被所有人都接納，如果你的文章是關於化妝品的，就不要把文章貼在股票分類裡。

部落格是一個思想與心靈交流的平台，與其在網路上聊些沒用的，還不如寫篇部落格提升自身的思想。每個人都會經歷各式各樣的事情，有的人經歷過就過去了，而有的人則會把它作為財富，這種人就是善於總結人生的人。

當你在部落格中寫出一種觀點時，你要做好被人反駁的準備，因為每個人的觀念和生活態度不盡相同。因此，如果有人對你的部落格做出惡意評論時，先不要惱怒，平定情緒，對這種人應該不予理睬。

買件讓大家眼前一亮的衣服

穿梭在職場的上班族，經常穿著職場套裝，衣服風格千篇一律，毫無特色和創新，難免會讓人心生煩厭，不妨在週末去買件鮮豔的衣服吧，讓自己的心情活躍起來，也讓大家眼前一亮。

蕭小姐是某家外企公司的銷售人員，平日著裝鮮豔亮麗。一次，她一身樸素打扮出現在辦公室，烏黑柔順的長髮、寬大飄逸的長裙，腳踏一雙白色平板鞋，肩上一款大布包，簡直是純潔無比。後來她就認定了這種風格，一如既往，穿著素雅，不施化妝品。可是對於日漸衰老的她，這種裝扮在從前可以說是純情氣質，而現在看來，面色憔悴、皺紋氾濫。然而更糟糕的是她並沒有注意到這一點，依舊如此打扮。後來公司進行裁員，被裁掉的就包括她，不得不說她的穿著間接導致了她的工作結束。

找到自己的穿衣風格十分重要，可是固執的堅持也實在是沒有必要。我們需要的不僅僅是工作時的精心打扮，還有休閒時的居家服裝、鍛鍊身體的運動服裝等等。就算是工作服裝，也要經常變換風格。每到星期一時，你就會發現很多同事穿著新的服裝，這都是他們週末的戰利品。改變穿衣風格不僅可以讓別人眼前一亮，還可以帶來愉悅的心情。

一、瑞麗風格（瑞麗雜誌推薦的造型）。瑞麗風格可以是甜美可愛的，多受學生追捧；也可以是優雅動人的，主要受年輕上班族追捧。總體來說，這種風格主要展現的是甜美、優雅。

二、嘻皮風格。這種風格的衣服主要包括繁多複雜的印花、圓形的口袋、細膩的腰部縫合線、粗糙的毛邊、珠寶配飾等；而顏色多以紅、黃、橘、綠、藍為主；在式樣上，女性服裝比較輕薄，男性服裝多為異域風情。

三、百搭風格。百搭風格的服裝一般是款式經典的純色服裝，可以搭配各類衣服。

四、淑女風格。這種風格可以凸顯女性溫柔乖巧的特點，讓人看起來清新淡雅，而蕾絲與褶邊是現代新淑女的標誌。

五、韓版風格。這種風格的服裝主要強調視覺的衝擊力，色彩的對比、質料的對比，例如：沒有口袋的褲子、褶皺花邊、形狀不規則的衣裙等等。

六、民族風格。民族風格的服飾主要有幾種技術，包括繡花、蠟染、扎染等，目前備受人們所青睞的民族款式服裝有旗袍、唐裝等。

七、歐美風格。歐美風格的服裝款式比較隨意，樣式簡單，穿起來會比較大氣。

以上服裝風格僅僅是所有服裝風格中的很小一部分，上班族想要改變穿衣風格，要參照自身氣質來改變，此外還要格外注意自己的身材與服裝的搭配。服裝再美，若不適合你穿，它對你來說就是難看的服裝。所以讓我們了解一下，對於某些身材缺憾，我們應該避免穿著什麼服裝。

一、長腰。避免：緊繃的上衣，低腰褲子和貼腰的連衣裙。解決方案：短版上衣、寬腰帶。

二、粗臂。避免：縮口短袖、有複雜裝飾袖口的短袖、燈籠袖或荷葉邊短袖服裝。解決方案：有墊肩的服裝。

三、粗短腿。避免：緊身的彈力褲、質料質地輕柔的褲子。解決方案：裙擺較大的長裙、寬直筒褲。

四、粗頸。避免：高領服裝、緊貼頸部的裝飾品。解決方案：大開領上衣、比較長的胸前飾品。

五、粗腰。避免：緊身的褲子或裙子、細腰帶、A字裙。解決方案：上下身同色服裝。

六、凸腹。避免：腰帶、過短的上衣、質料有光澤的服裝。解決方案：有墊肩的上衣、羊毛衫、下擺寬大的外套、剪裁逐漸縮窄的褲子或裙子。

七、聳肩。避免：有墊肩、肩章的服裝、泡泡袖上衣。解決方案：插肩袖樣式（打版術語）的休閒服裝、無袖服裝。

每個人的身材都不是完美的，但是根據自己的身材缺憾，正確的選擇一款穿衣風格就可以讓身材看起來近乎完美。上班族想要改變穿衣風格也一定要採納以上建議，否則就會適得其反。

對於經常久坐在辦公室的上班族來說，寬大的臀部是最頭痛的問題。我們可以透過穿衣來解決這個問題，寬臀女性盡量穿著帶有褶皺或圖案設計的褲子或裙子，穿著有設計感的上衣，把注視點轉移到上半身，下身可以穿著寬鬆的直筒褲。

改變髮型改變心情

大家還記得奧黛麗赫本在《羅馬假期》的短髮造型嗎？俏皮可愛的短髮、充滿靈氣的大眼睛，讓我們久久不能忘懷。總是留著同樣的髮型，不僅會讓身旁的人看著乏味，就連你自己也會開始厭煩：「我的髮型太普通了。」

很多人留了長髮後就一直是長髮，因為捨不得，這一點其實大家不用擔心，因為處於生長期的頭髮生長速度很快，剪了短髮後很快就會變長。如果留短髮，感覺上可以改變的髮型很少，但是透過改變頭髮的剪法或長度，同樣可以達到改變髮型的目的。在週末換個不一樣的髮型，讓心情飛揚起來。但是想要髮型更加好看，就要根據你的臉型和身材來選擇髮型。現在我們先來看看怎麼根據臉型選擇髮型：

一、長臉型：長臉常常會給人嚴肅的感覺，所以髮型應該盡量選擇可愛優雅的。臉部較長，所以頭頂的頭髮不可太高，額頭處應有瀏海，縮短臉的長度。此外，還要將臉兩側的頭髮弄得豐盈一些，使臉部線條達到豐滿的效果。這種臉型最適合燙成波浪式，增加自身的柔美以及優雅的味道。

二、圓臉型：圓臉型的左右寬度比較大，所以在做髮型時，應該增加頭頂部頭髮的厚度，以達到拉長臉型的效果。瀏海宜偏分，臉頰兩側的頭髮宜垂直向下，縮小臉部寬度。

三、方臉型：方形臉的線條沒有柔和美，所以髮型的設計盡量使臉型看起來圓潤一些，可以將頭髮盤在腦後。此外，瀏海最好不要太齊，不對稱瀏海比較適合這種臉型，切記不要留齊耳短髮。

四、菱形臉：這種臉型上部分是三角形，下部分是倒三角形，對於這種臉型的設計要分部分處理。頭頂的頭髮應該盡量做寬，然後逐漸縮小，在凸出的部位做個大波浪，遮擋凸出的部分。

五、三角形臉型：在設計這種臉型的髮型時，要把頭部的上半部分頭髮做蓬鬆，以增寬額頭。

六、倒三角形臉型：這種臉型的瀏海應該選擇偏分，頭髮可以凌亂一些，凸顯女性的可愛純真。

不同臉型要選擇不同的髮型，揚長避短，才能使整個人看起來更加有氣質。在改變髮型時除了要參照臉型，還要參照一下身材，因為身材也會影響髮型的美感。

一、短小身材：短小的身材可以透過髮型達到增高的效果，最好留短髮，或者把長髮盤起來，盤髮可以拉長身材比例。

二、高瘦身材：這種身材是很多人都夢寐以求的，可是太瘦會有弱不禁風的感覺，所以在設計髮型時應著重在增加頭髮的豐滿度。這種人最好留長髮，不要留太短的髮型。

三、矮胖身體：矮胖的人選擇的髮型要找看起來向上延伸的感覺，像是層次分明的短髮、前額翻翹式都是不錯的選擇。

四、高大身材：身材高大的人很容易有虎背熊腰的印象，所以可以留短髮、長直髮、盤髮、中短髮等，這些髮型都要以簡單、大方為原則。

你是哪種臉型、哪種身材？在決定改變髮型之前，先幫自己做個定位，然後再參照上述建議，選擇一款適合你自己的髮型。千萬不要因為心急，毀掉了自己的頭髮，改變髮型應該從了解自己做起。

對於長臉型的人，如果你想留短髮也是可以的。額頭做一些長瀏海，後面的頭髮剪至脖子處，兩邊的頭髮做蓬鬆一些就可以了，比如長蘑菇髮型。這樣的髮型可以增添活潑俏皮的個性。

利用週末塑造美身材

上班後，曾經的曼妙身材是否還在？肚子上是不是出現了一圈或兩圈「游泳圈」？在學生時代，我們四處遊玩、活蹦亂跳，可是工作了，就算想要出去閒晃一下也是十分奢侈的。你會想到今天的任務完成了嗎？家裡的飯做了嗎？總之，想要恢復以往的苗條身材難上加難。

雖然上班族的工作十分繁忙，但是每個人都有屬於自己的週末時間。所以想要塑造完美身材，不用縮減食量，利用好週末的時間，一樣是可以做到的，祕密就是SPA。SPA中的水療法是當下很受人們青睞的一種美容瘦身的方式，在外面所做的SPA所用的水是溫泉水，溫泉中含有天然的精油成分，而我們若是想在家中享受SPA，可以使用一些別的物質來代替天然精油，同樣可以達到健康瘦身的效果。中性膚質和油性膚質的保養重點不同：

一、中性膚質清潔工作：潔膚的時候，選擇一款適合自己的精油，滴入溫水中，然後把乾淨的毛巾浸泡在其中，完全浸透後，擰乾平鋪在臉上打開毛孔；選擇一款清潔功能強大的洗面乳來清除汙垢。在夜晚臨睡前，滴幾滴精油於手中，輕輕的塗勻在臉上，然後雙手按摩一會兒。

二、中性膚質護膚重點：深層清潔後，一定要在臉部拍打上化妝水，它可以讓肌膚光滑水嫩。然後在臉上塗抹滴有精油的爽膚露，最後再塗抹保溼潤膚霜。此外，皮膚有一定的代謝週期，時間長了，會有很多老化角質層沉積在臉部表面，要定期使用去角質產品。

三、中性膚質泡澡細節：可用於SPA的精油種類很多，美白的、抗皺的、祛痘的、瘦身的等等。選擇適合自己的一款精油，在泡澡時滴在手上幾滴，然後輕輕按摩身體的各個部位。此外，泡澡時的水溫不可太高，時間也不可太久，以免皮膚發皺，反而破壞了泡澡的效果。

在泡澡的同時敷上面膜也是可以的，全身進行SPA還可以緩解疲勞或健身。

油性膚質的保養重點：

一、油性膚質清潔工作：有些人不太注重自己的皮膚，經常用肥皂洗臉，這樣會讓皮膚越來越乾燥。油性皮膚比較會出油出汗，所以臉部容易生成粉刺或痘痘。所以潔膚時，應該選用茶樹油、薰衣草油等具有殺菌作用的精油。

二、油性膚質護膚重點：油性膚質的護膚用品應該選用清爽型的，此外，有些男性每日要刮鬍子，但是幾乎很少有人在刮鬍子後進行護理，刮鬍子後的皮膚會有一些小傷口，很容易受到感染，若是在刮鬍膏或臉部潤膚露中滴入幾滴具有殺菌作用的精油，就可以保護好受損肌膚。

三、油性膚質泡澡細節：在泡澡前要先創造一個輕鬆的氣氛，打開電腦，放上一首輕音樂，沏上一小壺茉莉花茶……盡情的放鬆自己，讓精油充分的浸入你的每一寸肌膚，從而達到緩解身體疼痛、紓解壓力的作用。

愛美的朋友們，如果你不想去健身房，如果你不想節食，如果你不想吃減肥藥，那就加入週末SPA的活動中來吧！在家中享受SPA，你可以感受到花草樹木精油的芬芳，又美容又瘦身，一箭雙鵰。

如果上班族覺得在家SPA很麻煩，可以去美容院做一次全身SPA。在這裡推薦一款牛奶SPA，主要過程為：淋浴軟化角質——去除角質——全身倒膜——牛奶泡澡——全身按摩精油。

製造一場浪漫的約會

當愛情遭遇婚姻，愛情的色彩就會漸漸退去，兩個人的關係也不會像從前那樣親密無間，更多的是相互無視。尤其是上班族們，整日忙忙碌碌的，你和伴侶多久沒有單獨約會了？

上班族由於工作原因，只能晚上回到家中，夫妻二人吃完飯，看會電視就要睡覺了，共同語言少之又少，曾經的相擁而眠變成了相背而眠，這樣的婚姻毫無幸福可言。我們想要平平淡淡的幸福，可是太過平淡就會相互疏離，婚姻是需要經營的。雖然在婚前已經進行了無數次約會，婚後約會已經沒有什麼新鮮感了，但是就在兩人的相視一笑間，曾經所有的美好和甜蜜都重現在腦海中，這種美好的感覺只有相戀的人才會有。所以在感覺婚後生活疲倦乏味時，不妨製造浪漫的約會，讓感情回到熱戀時。當然，在約會前要擺正心態，你們是要尋回愛情的。以下有幾種約會禁忌，大家一定不要觸犯，否則會適得其反。

一、約會遲到。在日常工作中，很可能會遇到下班了工作還沒完成的情況，如果我們晚上有約，可能就會讓對方多等自己一下，可是太過投入工作會忘了時間的流逝，對方會等得不耐煩了。

二、約會時，購物時間太長。有些人對於逛街沒有興趣，如果在約會時逛個沒完沒了，有些人的耐心就會達到極限，從而心情也會非常不好，兩個人的浪漫約會也就泡湯了。

三、約會鋪張浪費。許多人認為，雙方約會時花費越多，在彼此心中的分量越重要。但是婚後若是約會太過鋪張，在月底核對帳單時，兩人就會大吵起來，破壞夫妻感情。

四、約會時電話不斷。如果在約會時電話不斷，就會破壞安靜的浪漫氣氛，手機成為夫妻約會的第三者。

五、約會時談不開心的事情。約會時，夫妻二人應該放下生活中的小摩擦、小碰撞。一般這些小摩擦沒有誰的錯，相互妥協就可以解決問題，可是妥協必然會影響心情。約會的目的不是解決問題，而是重溫甜蜜，在這時解決問題會影響約會的品質。

六、讓朋友加入約會。婚後的約會不允許別人的加入，別人的加入會影響兩個人的交流，無法達到重拾甜蜜的效果。

婚後的約會盡量不要出現以上狀況，這樣會使婚姻的道路越來越昏暗。想要甜蜜浪漫的婚後約會，應該從以下小事做起：

一、得體的著裝。很多人在結婚後就不注重自己的穿著打扮，這會讓對方對你提不起興趣。人靠衣裝馬靠鞍，在約會時穿一身紅裙讓對方眼前一亮，會讓婚後的愛情更加甜蜜。

二、選擇和平時不同的話題。平時，兩個人的話題總是圍繞著家庭展開的，那麼在約會時就聊聊最近的新鮮事，包括新上映的電影、新看的書籍等等。這樣的話題也讓對方感覺他還沒有完全了解你，會對你更加感興趣。

三、適當的打情罵俏和玩笑。婚後的平淡生活讓兩個人的對話都蒼白平淡了，在約會的時候想想你們初次相識時的羞澀和幽默，不妨也打情罵俏一番，你們的愛情會更新鮮長久。

四、讓對方記住自己的味道。想要長久的吸引住你的另一半，可以從香水做起，約會時噴上一些香水，讓對方記住你的味道，更加著迷。

新的經歷會刺激大腦系統，使人產生無比興奮的情緒，有助於婚後夫妻重墜愛河。所以，在婚後飽嘗平淡的上班族夫妻，不妨利用週末的時間，兩個人去外面約個會，享受一下甜蜜的二人世界。

婚齡不同，約會的頻率也會不同。對於新婚不久的夫妻，一個月約會兩到四次都是可以的，每次約會時間最好多於兩個小時。對於結婚三年以上的夫妻，由於家中事務逐漸增加，一個月約會一到兩次即可。記住，幸福指數是與約會頻率成正比的。

主動聽聽老媽的嘮叨，跟老爸聊聊工作

世界上最溫暖的地方就是家，當我們在外面不管是受到了情感上的還是工作上的傷害，心裡首先想到的便是家。天下所有的媽媽都嘮叨，希望你不要煩，耐心的聽一聽，每一句都是關心你的話語。小時候爸爸是我們的偶像，長大後雖然我們的知識逐漸成長了，也不要忽略爸爸的意見。

在父母的眼中，兒女永遠都是圍在他們膝前玩鬧的孩子，無論你的事業有多成功，你有多

少財富，他們最關心的還是你們的健康。每個人都會覺得媽媽嘮叨，但是不嘮叨你的媽媽一定不是親媽媽，因為嘮叨是媽媽表達愛的一種方式，請不要厭煩，只要你安靜的傾聽她就滿足了。她希望你能記住她說的每一句話，因為她最大的心願就是希望你可以健康成長。回到家後，多和老爸聊聊工作，當我們在工作中出現困惑時，不妨和老爸交流一下，你會有一定的收穫。那麼當我們在家中和父母交談時，應該認清什麼問題呢？

一、老媽的嘮叨確實會讓人心生厭煩，但是她是在表達對你的關心，所以，不管你的心情多麼糟糕，請接受老媽這種愛的方式。

二、在週末休息的時候，主動找老媽聊聊天，聽老媽嘮叨嘮叨，如果你這樣做了，你會發現媽媽的嘮叨越來越少，也許嘮叨你也是為了和你多說說話。

三、隨著年齡和知識的成長，爸爸在我們的心中已經不是那個事事決策正確的人了，但是從老爸的視角分析一下問題，也許你在工作中會變得豁然開朗。

主動聽聽老媽的嘮叨，和老爸聊聊工作，會讓你的生活增添一份樂趣和溫馨，這是任何地方都無法給予你的，但是有時由於談話過於激烈或是氣氛過於緊張，這時我們應該如何和父母溝通呢？

一、認真傾聽。如果父母罵你或怪你某件事情做得不好時，盡量心平氣和的聽取父母的意見，不要急於爭論，父母的勃然大怒背後一定有他們的理由。

二、主動道歉。當你做錯事情時，不要保持沉默或奪門而出，主動和父母溝通，向他們承認錯誤，你在他們心中還是懂事聽話的兒女。

三、善於體諒。也許有些事情並不是你的錯，而父母對你產生了誤會，先不要急於和父母爭辯，過些時日再和父母交談，會有不一樣的收穫。

四、控制情緒。隨著自己年齡的成長，很多事情有了自己的看法，所以有時會與父母的觀點相悖，這時不要大吼大叫，也不要和父母頂嘴，避免說出傷人的話語，出去透透氣，你要理解不同時代的人觀點不同是很正常的事情，就算是同齡人可能也會觀點不一。

上班族精神壓力大就可以理解的，但是也要時常陪陪父母。現代有很多家庭是獨生子女，所以兒女不在家，父母會感到非常孤獨，抽空回家看看，不僅可以讓你緩解職場壓力，還可以為家人帶來溫暖以及歡樂。

經常回家，不是說和窩在沙發裡看電視，要盡自己所能幫助爸爸媽媽做些事情，因為經常不在家的你很難幫助父母。主動洗洗碗、擦擦窗戶等等，必要的話，還可以幫父母捶捶背，邊捶背邊聊天，那將是一幅十分溫馨的畫面。

帶著家人去旅行

隨著社會的進步，時代的發展，人們的追求已經不僅僅局限在物質上了，享受精神生活才是人們所嚮往的。上班族鮮少有機會去外地遊玩，出差在外的人也沒有閒暇去欣賞當地的風景民俗，出門旅行就成了不少上班族的願景。

從前的人們由於交通工具的限制，沒有辦法去遊覽大好河山，如今交通發達了，人們卻沒有遊玩的時間了。在當今大的社會環境下，有些上班族是沒有假期的，而有的一週可以休息一天，有的可以休息兩天。一週休息兩天的上班族是幸運的，利用這兩天的時間和家人去旅行不僅可以緩解這一週的疲憊，還可以促進和家人的關係。工作充斥著我們的生活，讓我們無暇和父母多交流溝通，而旅行可以讓我們和家人在途中互相幫助、互相關懷，增進感情。除了這些，旅遊還具有什麼樣的意義呢？

一、愉悅精神。經常面對高樓大廈，人們的眼睛裡看到的都是灰色的色彩。當人們真正的置身於大自然時，就會被那種純淨的色彩時深深感動，頓時感覺心曠神怡，精神愉悅。

二、開闊視野。從小我們就透過讀書來了解世界，但是從書本中得到的知識並不是很好消化，只有用觸摸、用眼睛看到、用耳朵聽到的知識才能被人們一下子就記住。這就包括旅遊，旅遊途中的所見所聞都會成為你的知識。

三、增強體質。旅遊的過程不只是滿足眼睛和大腦的需求，還在於鍛鍊身體。在旅遊的過程中，透過行走、攀爬、跳躍等動作，使你的全身肌肉都運動起來，從而提高免疫力。

四、陶冶情操。接近大自然，聆聽大自然的聲音，感受大自然的氣息，可以提升自己的境界。

五、詠懷古蹟。遊覽歷史遺跡時，在參觀古人作品以及物品時，可以讓人們感受到古人當時的心境，從而對歷史有了更深刻的了解。

六、品味特產。每個地區都有其不同的特點和風俗，當然每個地區的飲食也是各不相同的。踏上旅程，每遊覽一處地方就可以了解一種風俗，品嘗到一種風味小吃。

七、留下美好的記憶。把旅行過程的每一個瞬間都拍照下來，今後翻看就可以重溫當時的感動，這些照片可以作為記憶陪伴我們一生。

旅行說簡單也簡單，說難也難。簡單到只要拿著錢就可以，難在於會出現旅遊行程、住宿等等問題。為了旅遊的順利進行，我們在旅遊前應該做好充足的準備工作。

準備項目如下所示：

一、物品。除了一些出門必備的物品（身分證、銀行卡、錢、手機）外，還應該帶車票、手機充電器、雨傘、照相機、紙、筆、本、洗漱用具、換洗衣物、基本藥品等等。

二、計畫。

（一）時間。根據天氣預報，選擇合適的日期去旅遊。

（二）路線。在旅行前，要先弄清旅遊景點的先後順序，了解當地的大眾運輸工具情況。

（三）住宿。住宿的旅館最好是在網路上提前預定，提前預定不僅價格便宜，而且還省去很多不必要的麻煩。

（四）美食。美食也可以提前上網了解，小吃的地點最好可以在旅遊的行程路線中。

（五）旅遊的內容。可以觀賞旅遊景點，也可以觀看當地城市的某個有特色的地方，還可以去品嘗當地的特色美食。

週末放假，卸下繁重的工作和責任，做好充足的準備，帶上家人一起去旅遊吧！把自己忘在大自然中，感受純淨的美，緩解一週的疲憊，然後再以健康積極的心態去面對工作和周遭的人。

上班族在旅行時應該注意一些事項，比如到達目的地後就買好回程的車票，錢存放的位置要散開，又比如穿一雙舒適的鞋，想去哪裡就要開口問，旅行前要告知鄰居或朋友你們的行程等等，看似簡單的注意事項，如果出狀況也是很麻煩的。

和朋友一起去垂釣

垂釣，是一種閒情雅致。一艘小木舟，一頂草帽，一個小水桶，一個釣魚竿，一幅釣魚圖就出現在了人們的眼前。很多追求寧靜生活的人都愛好垂釣，到了週末，約上三五好友去河邊釣魚，何等愜意。

午後，陽光明媚，你聽到小草伸懶腰的聲音了嗎?在大自然中行走，總會讓人帶來好心情。「坐觀垂釣者，徒有羨魚情。」工作一週的上班族，想要遠離城市的喧囂，就去河邊垂釣吧!跳躍的魚兒會和你打招呼，綠油油的小草會向你彎腰，蓬鬆的雲朵會向你微笑，大自然中所有的一切都會向你表示歡迎。垂釣可以調整人的內心，除了這個，垂釣的好處究竟還有哪些呢?

一、提高反應能力。坐著釣魚時，我們需要時刻盯著浮標，一有反應就要馬上提竿。要做到馬上提竿要經過長時間的鍛鍊，在鍛鍊的過程中，你的反應能力也會加強。

二、保護和恢復視力。患有近視的人應該多眺望遠方，多看綠色。經常使用電腦工作，眼睛會很容易產生疲勞，從而使視力減退。而釣魚需要人們遠視浮標的位置，所以可以保護並有益於恢復我們的眼睛。

三、使人心靈手巧。在釣魚前，要對魚竿、魚線、魚鉤、浮標進行組裝，此外，有時要根據所釣魚的品種不同、天氣和場所、季節不同，不斷的組裝漁具，否則就會阻礙魚兒上鉤。

四、平靜、健體，遠離汙染。垂釣的地點一般是在城市郊區，空氣純淨，鳥語花香。沒有城市裡汙濁的空氣，也沒有煩人的鳴笛聲。

垂釣的好處雖然很多，但是如果不注意保護自己，也會使身體受到傷害。在戶外垂釣時我們也應該做好身體防護：

一、注意防晒。夏季的陽光十分毒，在水邊的溫度更是高，不做好防晒工作就會使皮膚受傷，所以垂釣時一定要備好防晒乳、遮陽帽、遮陽傘。

二、注意著裝。深色衣服容易吸熱，所以在垂釣時盡量穿淺色的衣服，因為淺色吸熱速度相對來說比較慢，也容易散熱，使人不容易中暑。

三、注意休息。早晨可以早起一些到河邊垂釣，中午的時候避免釣魚，盡量回去休息，下午再接著釣魚。

四、注意補水。夏日的河邊溫度很高，垂釣人們的排汗量會非常大，隨著汗液一起流失的還有鹽分，所以大量出汗後適量喝些淡鹽水比較好。

五、注意帶藥。夏季垂釣應該帶上一些防暑藥品，例如萬精油、綠油精、白花油等等，發生中暑時，要立即服用防暑藥。

釣魚是一項活動，不僅可以陶冶情操，還可以強健身體。夏季垂釣，要做好充足準備，以免健身不成，反倒傷身。

垂釣者在魚鉤的選擇上要格外注意，在大中型的湖泊中應該使用中型鉤，因為這樣的湖泊大魚小魚都有，而且大魚有很多，只是使用小型鉤或大型鉤會損失很多，而用中型鉤就可以兼釣大魚和小魚。

把身體交給按摩師

在原始社會，就已經懂得了按摩之說，在與野獸抗爭時，人們通常會用手揉搓因受傷而隆起的部位，以達到消腫的作用。而在現代社會，按摩已經成為一種行業、一種服務。經常工作的上班族，我們需要有一個人來「照顧」我們的身體，那就把我們的身體交給按摩師吧。

按摩需要用雙手在人的皮膚和肌肉上做動作，都市人們所採用的按摩方法一般是保健按摩。工作一週的上班族，腦袋緊繃的弦終於可以放鬆下來了，這個時候去瘋玩絕對是不明智的做法。疲憊的身體非常需要休息，再去玩只會讓身體更加疲乏。真正的靜下來才是你應該做到的，如果不想去看書，不想去釣魚，就去美容院奢侈一回，把身體交給按摩師吧。按摩對於我們的身體有很多好處，主要概括為以下三點：

一、疏通經絡。「經絡不通，病生於不仁，治之以按摩。」這句話出自《黃帝內經》。從這句話我們可以得知按摩對於疏通經絡有著一定的效果。按摩時，主要是在穴位上進行各種手法，達到刺激神經的效果，從而促進身體各個機能的新陳代謝。

二、調和血氣。透過使用輕柔的手法來反覆刺激穴位，可以增高按摩部位的溫度，打開毛細孔，從而促進血液循環，使血液的流動更加順暢，可以達到減輕或預防心腦血管疾病的目的。

三、提高人體的免疫力。如果小孩出現了腹瀉的狀況，對其進行按摩，病情就會減輕。這說明按摩提高了人體的免疫力，經常按摩，身體就會很少出現疾病。

按摩可以疏通經絡、調和氣血、提高免疫力、恢復精力，對人體的健康可以說十分有益。上班族如果在週末做做按摩，身體就不會出現諸多辦公室症候群。對於按摩，我們可以選擇的種類有很多，不僅僅局限於中式按摩。

一、傳統泰式按摩。泰式按摩的方式非常強烈，按摩師會使用自己的雙手、雙臂、雙腳，甚至是全身來對被按摩者進行全身按摩，主要方式有滾、壓、拉等等，透過泰式按摩，可以達到活動關節、加強身體柔韌性的作用。

二、傳統日式按摩。日式按摩與中式按摩非常相似，唯一不同之處在於按摩是用膝蓋對被按摩者的背部進行按摩。日式按摩主要是用來緩解身體各部位疼痛的。

三、傳統中式按摩。中式按摩在古代就已經被用來治療疾病了，透過對不同疾病對特定部位進行穴位按摩，可以治療慢性疾病。

四、熱石按摩。被按摩者全身塗抹精油，按摩師把加熱的按摩石放在被按摩者的不同部位，用手操作按摩石給身體做按摩，這種按摩可以排毒。

五、傳統歐式按摩。歐式按摩需要配合使用多種精油，輕柔的在身體按照一定的方向進行按摩，主要作用在於改善肌肉營養代謝。

六、韓式按摩。韓式按摩的主要作用在於美豔潤膚，包括推油、熱敷、洗頭沐浴等。

按摩的種類不止於以上六種，每一種都有其不同的作用和功效，上班族在週末的休閒時光可以選擇一款喜好的按摩類型，去美容院體驗一番，緩解自己疲勞的狀態和鬆散的筋骨。

在中醫推拿中，體驗者一定要心無雜念，集中注意力，放鬆精神和全身的肌肉，切不可緊張，否則無法達到緩解疲勞的作用。此外，所有的中醫治療都是一個循序漸進的過程，按摩的保健作用也不可能一兩次就顯現出效果，所以一定要持之以恆。

第九章 帶病上班，合理養護讓不幸變得幸運

在生病前打造聰明的生活方式遠離疾病

身體狀態並沒有發生疾病，但是身體的某部分機能已經出現紊亂的情況，在工作或生活中常會出現不適的感覺。長此下去，不僅會嚴重影響我們的工作，還會使健康的身體逐漸惡化。

如果一個人在工作中，經常處於疾病狀態下，不僅會對身體不利，也會影響工作效率。精神不振也同樣會影響著工作效率。上班族在長期的工作中，經常被高壓、被重務壓迫，身體的內部環境受到了嚴重的影響，久而久之，就會產生疾病。而這種疾病狀態是可以被我們調整過來的，但是一定要持之以恆。

一、均衡營養。每天必須補充各種營養物質，包括維他命、蛋白質、醣類、礦物質等等。

二、補充足夠的維他命。補充維他命A對視力有好處，這正是上班族急需的一類維他命，包括魚、豬肝等等；缺乏日照的上班族還需要補充維他命D，食物包括海魚等；維他命C也是上班族應該多多攝取的，這在蔬菜水果中都可以攝取。

三、適當的補鈣。經常面對枯燥的工作，致使一點星火就可以點燃我們的脾氣，所以上班族要多補充乳製品等含鈣量較高的食物，可以起到鎮定安神的作用。

四、應酬過後多調理。經常在外用餐很容易造成維他命和礦物質的缺乏。所以，在外應酬後一定要多食用一些新鮮的水蔬果菜、豆製品以及海帶等等。

五、補充鹼性食物。人體在勞動後，體液會呈酸性，是人體出現疲乏的感覺。在這時，可以多補充一些鹼性食物，來中和體內的酸性體液，這些食物包括西瓜、草莓、哈密瓜、桃子等等。

六、多晒太陽。經過陽光的照射，可以使人恢復精神和鬥志。上午的陽光對於治療憂鬱還有一定的效果。

疾病狀態是可以被調整過來的，而且是可以被吃掉的，上班族應該學會針對各種疾病狀態的症狀，採用不同的食療。

一、失眠煩躁健忘：豆製品、乳製品、魚類、貝類、菠菜、栗子、馬鈴薯、雞蛋等等。

二、神經敏感：對於出現這種症狀的人群，可以食用蒸魚，加上綠葉蔬菜，因為蔬菜可以起到鎮定的作用。

三、體瘦虛弱：這種人可以常吃燉魚，注意在睡完覺後進食比較好。

四、筋疲力盡：當我們感覺身心疲憊時，吃一些乾果可以幫助人體重獲能量。

六、大腦疲勞：堅果可以緩解大腦疲勞，加強記憶力。所以當大腦無法運轉時，可以吃些堅果。

七、丟三落四：在工作中，有時會在一天裡忘東忘西、粗心大意，這時就應該攝取充足的維他命A和C，比如辣椒、胡蘿蔔、紅棗等等。

上班族可以根據上述內容，針對自己的症狀，找到相應的調理方法。當然，食療只是起到輔助作用，真正想要提高自身的免疫能力，使人體免受疾病的威脅，還是要加強身體鍛鍊，從根本上剷除疾病。

想要告別疾病狀態，除了要均衡飲食外，還要摒棄一切不良生活習慣。比如飲食無規律、熬夜工作、抽菸喝酒、暴飲暴食、忽略早餐等等，這些不良習慣會慢慢侵蝕我們的身體，等到真的產生疾病，一切都已來不及。

重視預警訊號，定期檢查身體

在我們還不會說話的時候，母親聽到我們的哭聲就知道我們餓了，對於母親來說，我們的哭聲就是預警訊號。而當我們的健康受到傷害時，身體就會出現各種不適，這些不舒服的症狀對於人體來說，也是一種預警訊號，它告訴我們：你的身體要生病了。

對於上班族來說，身體出現不適的症狀是常有之事，也許第二天身體就可以恢復過來，但是如果某個部位連續多天都不見好轉，你就要小心了。人體的部位就像是一個不會言語的小孩，當它不舒服或疼痛的時候，會對我們發出警報，讓我們重視它並治療它。在人體中，不一樣的部位有著不同的預警訊號。例如：

一、視力下降、眼睛乾澀、模糊，這也許在預示著肝臟功能正在減弱。可以用手在肝臟附近按幾下，若是感覺脹脹的，肝臟既有可能出現了問題。

二、感覺眼皮變得越發厚重，在清晨感覺輕，晚上感覺厚重。這時，你要小心患上了重症肌無力症。在平時留意一下你的眼瞼是不是突然下垂或是兩邊不自然的不對稱，若結果是肯定的，一定要去醫院檢查。

三、夜晚，當你抬頭看燈光時，是否有看到彩色的圈圈?而且在近處看這個圈圈會比較小，而從遠處看就會比較大。如果有看到，也許你將會患上閉角型青光眼。

四、如果你經常感覺嘴唇發麻、食慾不振，而且體重越來越輕，這是胰臟發出的訊號，胰臟功能減退會影響胃部，從而使嘴唇乾裂麻木。

五、如果你在早上醒來後，看見枕頭上有口水，你的神經調節功能可能出現了問題，或者是患上了牙周炎。

六、如果你的手心總是出汗，並不是說明你的身體有多麼結實，而是在警告你很有可能患上了慢性腎盂腎炎。

以上內容只是身體所有預警訊號的一部分，不要小看這些訊號，它可以告知你身體哪個部位出現了問題，從而讓你對症下藥。但是隨著我們年齡的增長，不能等身體出現了預警訊號才去醫治疾病，這樣有一定的生命風險。想要得知身體的狀況，最好的辦法就是定期去醫院做檢查，可是除了一些普通的體檢項目外，我們還可以檢查身體的哪些部位呢？

一、血液流變性檢查，這是老年人可以增加的檢查項目，定期檢查該項目，可以預防心、腦血管疾病。

二、心臟超音波。這項檢查可以觀察人體動態的心臟，可以及時發現一些心臟疾病。

三、頸動脈超音波。對於四十歲以上的人士，定期檢查此項目可以及時發現頸動脈粥樣硬化疾病。

四、碳-14檢測。這種檢測可以得知人體胃部是否存有幽門螺旋桿菌，有效預防胃部發生疾病。

五、遠紅外線熱成像檢測。這種檢測可以及時發現腫瘤、心血管、神經系統等疾病。

上班族的工作壓力越來越大，而且沒有可以發洩的管道，這使他們之中的過勞死人數越來越壯大。這絕對不是開玩笑，當你的身體出現預警訊號時，一定要重視它，放慢工作的腳步，調理自己的身體。

如果你才過三十就出現了「將軍肚」，那你一定要小心了，因為你極易患上「富貴病」。如果你才工作幾年就忘記了熟人的名字，說明你的記憶力就在退化，出現這種情況一定要注意休息，加強身體鍛鍊。總之，身體警報不可不重視。

感冒了，遠離「病源」多休息

感冒了，你還在穿梭在公司與家之間，然後大把大把的吃藥、打針吊點滴嗎？那你真的是太可憐了，上班族感冒後不要太硬撐，請假在家多休息，感冒就可能自己痊癒，辦公室其實是個「病源」。

人可以說是一種很脆弱的高級動物，我們沒有動物溫厚的皮毛來抵禦嚴寒，也沒有厚實的腳掌來隔絕霜雪，我們只能增加衣服的厚度來與嚴冬做抗爭。一到春季，天氣變幻莫測，時而寒冷，時而溫暖。如果人們過早脫去厚重的衣物，很容易患上感冒。在這種情況下，想要預防感冒，不僅要經常鍛鍊身體，還要注意及時增減衣物。尤其是在辦公室等人多的地方，很容易會傳染病菌，如果你不想成為流感中的受害者，在平時應該做到：

一、勤洗手。經常洗手可以及時洗掉病菌，如果不經常洗手，患病同事手上或噴打出來的細菌很容易傳染給我們，當我們用手觸摸口鼻時，抵抗力差的人就會傳染流感，所以在辦公室要經常洗手。

二、不與患病同事有身體接觸。如果有可能，我們盡量遠離患病人群，若是沒有辦法，在患病人士咳嗽時就要捂住口鼻，不要接觸他們的身體，也不要總是摸自己的臉頰。

三、打開窗戶或空氣清淨機。密閉的空間很容易滋生和繁殖細菌，如果在辦公室中又有感冒患者，最好是經常通風換氣，或者打開空氣清淨機。

四、接種疫苗。在流感發生以前，可以選擇注射疫苗，雖然流感很普遍，但是患上後就會很痛苦，因此在還沒患流感前，快注射一下疫苗吧！

五、鍛鍊身體。服用維他命並不能從根本上增強你的體質，只有鍛鍊身體才能真正的提高免疫力。

六、保持有規律的生活。保持身體健康，病菌才不易入侵你的體內，想要保持健康的身體，就要保持規律的生活、定點定量吃飯、不抽菸少喝酒、合理的睡眠等等。

按照以上方法防禦，雖然無法百分之百隔絕流感，但也有百分之九十九的機率了。如果你很不幸，正是那百分之一的機率，也不要著急，吃些感冒藥，調理一下就好了，但是在感冒時一定要注意一些事情，以免感冒加重。

一、忌亂服藥。年輕的上班族在感冒的時候不懂得如何照顧自己，去藥局買些成藥就草草了事了，因為很多藥物都是感冒藥，它們所含成分多多少少會有些重複，這樣就會導致服藥過量，感冒沒治好，卻給身體帶來了不良影響。

二、忌戴隱形眼鏡。很多近視的愛美人士維持美好的形象選擇佩戴隱形眼鏡，在平時這樣是無關緊要的，但是在感冒時，人們所服用的感冒藥很容易會使人感覺口、眼、鼻乾燥，而隱形眼鏡本身就不利於人體產生淚液，這樣一來，很容易產生眼部疾病。

三、服藥後不要喝咖啡。上班族每天都需要有充足的精神來工作，但是服用感冒藥後就會容易犯睏，在這個時候很多人就會選擇一杯咖啡。殊不知感冒藥中的某些成分遇到咖啡中的咖啡因時就會使血壓高升，甚至會有生命危險。

在職場環境中，人多事雜，上班族經常處於高壓之下，也會使身體的抵抗力下降，所以在預防感冒的同時，還要保持一顆樂觀開朗的心。經常擁有好心情，可以提高免疫力。

除了外界因素的影響會引發感冒外，過度勞累是引發感冒的重要原因。因為勞累會降低人體的免疫力。所以如果上班族患上了感冒，做好事請假在家休息，這樣既能夠讓自己的病情盡快好轉，還避免把病菌傳染他人。

口臭很尷尬，內治外調不再讓你難為情

生活中，我們可能常常會有這樣的尷尬：剛剛吃完大蒜，和伴侶交談時，對方就會大叫：「你嘴巴好臭啊！」其實，這樣的口臭是最好解決的。但有很多口臭並不由食物異味所引起的，這就需要內外兼調。

陳先生是某家企業的一名辦公室行政人員，工作時間五年有餘，他每天的工作都是忙忙碌碌的，很少有休息的時間。公司想要極力完成某項專案時，陳先生就會一連加班好幾天，就像機械一樣的工作。這樣繁忙的工作，致使飲食沒有規律，從而使陳先生患上了慢性胃炎。患病後，他一直沒有什麼胃口，吃飯沒有胃口，經常便祕。一次，他和上司探討事情，上司感覺十分難受，於是大聲的對他說：「陳先生，你上班前應該刷一下牙，嘴巴太臭了，無法談事情。」這句話弄得陳先生面紅耳赤。陳先生在早上刷過牙了，後來知道自己有口臭，從此也不敢和別人探討工作了，嚴重影響了他的工作效率。口臭這個看似並不十分嚴重的問題，使陳先生失去了自信。

其實，不是不刷牙就會產生口臭，它是身體出現問題所表現出來的症狀。人體內部出現了問題，臭氣就會從口冒出。有口臭的人會心生自卑，逃避與人交往。而上班族極易出現口臭，因為長期的飲食無規律會大大增加他們患上腸胃疾病的機率，腸胃一旦發生病變，就很容易出

現口臭的症狀。所以，想要澈底消除口臭，必須要了解口臭的產生原因。

一、魚腥味口臭：一般患有慢性鼻竇炎、萎縮性鼻炎、肺膿瘍、支氣管擴張等疾病的患者會有口臭的症狀。因為這些疾病很容易造成糜爛、化膿，從而產生臭氣。因此，治癒好這些疾病，就可以消除口臭了。

二、酸臭味口臭：腸胃功能下降，消化不良，在打飽嗝的時候就會聞見臭氣。針對這種口臭，只要恢復腸胃功能即可。

三、食物味口臭：食物味口臭在我們的生活中比較常見，食用大蒜、韭菜等食物後，嘴中就會難聞的氣味。吃完這些食物後，嚼一些口香糖或茶葉就可以盡快去除異味。

四、菸酒味口臭：如果一個人經常抽菸、喝酒，他的嘴裡就會有異味。只要遠離菸酒，嘴中的味道就會恢復正常。

五、腐臭味口臭：經常不刷牙漱口，殘留在牙縫中的食物就會發酵，散發出腐敗的臭氣。對於這種口臭，只要每天勤刷牙漱口就可以了。但是，如果是口腔發生了疾病，也會產生同樣的臭氣，這時就要去看牙醫了。

產生口臭的大致原因是以上五點，如果我們出現了口臭的症狀，先不要太過苦惱，仔細觀察自己的口臭，診斷一下它是屬於哪種類型，有利於你快速解決掉口臭。口臭會影響我們的形象以及工作和人際關係，所以，預防口臭是必須要做的，主要有一下幾種方法：

一、鹽水。在吃完飯後，用鹽水漱口，可以消除口臭。

二、牛奶。在食用大蒜後，可以來一杯牛奶，迅速消除異味。

三、茶葉。如果感覺口腔有異味，可以嚼茶葉，有效消除口臭。如果可以將其慢慢吞下去，效果更佳。

四、靈芝。靈芝可以化消去腐、促進排便，消除便祕型口臭。

五、富含纖維素的蔬菜和水果。富含纖維的蔬果可以促進口腔分泌唾液，足量的唾液可以除掉牙齒縫隙中的食物殘渣，從而有效避免了腐敗味口臭。

對於職場人士，口臭是萬萬不能有的，有了口臭就等於斷送了你在職場上的人脈，你的精神也會受到很大的壓力，從而阻礙你的事業前進。所以，多加注重清除口臭的小細節，對人們十分重要。

有些人的口臭既不是身體出現了疾病或是平時不注意個人衛生，而是由體內胃火旺盛所致。這類人經常感到身體溼熱、口乾舌燥，喜歡冷飲。對於這種人，「澆滅」胃火是最重要的，可向中醫專家諮詢拿藥。

糖尿病，只要費點心就可以高枕無憂

在當今社會，糖尿病十分青睞上班一族，特別是某些企業的佼佼者。這是因為這些人工作壓力特別大，生活節奏也比較快，在這種環境中，他們很容易產生憂慮、焦急不良的情緒，而這些情緒會促進人體分泌多種「升糖激素」，從而造成糖尿病。

很多人認為，食用過多的糖類，就會患上糖尿病，這種想法是不正確的。如果人體內不能分泌足夠的胰島素，不能充分的利用糖類物質，就會導致血糖過多，從而影響尿液中物質的代謝。專家證明，身體肥胖容易導致糖尿病。而上班族經常坐在電腦旁，很容易造成肥胖，所以上班族可謂是糖尿病發生率最高的族群之一。其實患上糖尿病不等於判了死刑，只要提早發現，再配以正確的飲食方式是不用過度擔心的。

一、控制進食量。通常來說，每天攝取的主食不得超過三百克，蔬菜要在五百克以上，牛奶不可超過兩百五十毫升，雞蛋一個即可，瘦肉以一百克為限，豆製品不可高於一百克。

二、盡量食用粗糧，在不超過主食所要求的攝取量內，可以多吃些粗糧，例如：蕎麥、燕麥。此外，蔬菜也可以多食用一些，例如：油菜、韭菜、菠菜。

三、遠離蔗糖及甜食。糖尿病患者應該遠離含糖量高的食品，如糖果、蜂蜜等等，而對於番茄、黃瓜等這些含糖量較低的食品，可以適當補充一些。

四、其他。糖尿病患者的飲食一定要定時定量，還要遠離菸、酒，不吃高鹽、高脂肪食物。

以上是糖尿病人最基本的飲食要求，按照這些要求，糖尿病是可以得到很好的控制的。但是人總會有嘴饞的時候，面對色鮮味美的水果，總是想忍不住咬上一口。那麼，對於糖尿病患者，應該怎樣食用水果呢？

一、進食的條件。如果血糖的控制情況良好，血糖在穩定的水平線上，才可以補充水果。

二、進食的種類。就算是糖尿病患者的血糖比較穩定，也不是所有的水果都可以食用，食用含糖量較低的水果才安全，例如：西瓜、香瓜、草莓。

三、進食的時間。補充水果的時間選擇在午餐和晚餐的中間為宜，不可在用餐前後食用水果，因為這樣會增高血糖。

四、進食的數量。每日補充的水果進食最好在一百五十克內，多食用一百五十克的水果，就得少食用一百五十克的主食，這樣做是為了確保血糖在正常值。

五、加強監測。進食水果的前後都要對血糖進行監測，如果血糖明顯增高，今後就要減少水果的補充量，若沒有太多變化，則可以相應的多吃一些。

有了以上的建議，即使身患糖尿病，也可以品味水果的香甜了。這樣看來，只要糖尿病患者在飲食細節上多加注意與控制，病情就可以被穩住，也就能過上正常人的生活。對於糖尿病，確實是費些心思就可以高枕無憂了。

對於糖尿病患者，在控制住主食及甜食外，還要格外注意烹飪的方式，盡量採用煮、蒸、涮、涼拌的方式。在整個烹飪過程中也要避免使用食用油，少放鹽，不放糖。

B肝患者要調整心態，積極養護不是問題

幾乎所有的上班族在中午都選擇在外就餐，或是叫外送，很少有人自己從家中帶飯。但是一般外面的飯菜並不能確保衛生合格，這就大大增加了上班族患上肝炎的機率。上班族又會受到多方的壓力，情緒經常處於高度緊張的狀態下，很容易患上B肝。

如果上班族在工作期間患上了B肝，千萬不要自暴自棄，怨天尤人，因為只要你採取積極的養護措施是沒有問題的。其實，B肝會傷害肝臟，與B肝病毒在我們身體裡滋長沒有直接關係。當B肝病毒侵入人體後，人體的免疫系統就會去消滅被B肝病毒感染了的肝細胞，但並沒有消滅B肝病毒，還傷害了自身的肝細胞。因此，B肝患者重要護肝，提高自身免疫力。那麼，在治療過程中，B肝患者應該注重哪些方面呢？

一、調節心情。人的情緒可以影響肝臟的健康狀況，所以經常保持愉悅的心情，有助於肝病逐漸恢復。反之，緊張暴躁的情緒不利於肝臟舒暢，會使肝病越來越重。所以，B肝病人護肝的第一步就是要每天保持愉快的心情。

二、忌亂用藥。上班族為了盡快恢復健康，在正常服藥之後，還要吃些保肝的健康食品。事實上，這樣胡亂吃藥無形中加重了肝臟的負擔，品種繁雜、藥量過多都會使肝臟疾病變得更加嚴重。

三、重視食療。很多疾病都可以採用食療的方法，B肝也是一樣的，向中醫專家詢問一些食療方案，可以起到強肝、護肝的作用，從而更有益於疾病的治療。

四、適度鍛鍊。健康的人鍛鍊身體可以強身健體，而病人鍛鍊身體則可以提高免疫力，使身體盡快回復。可是對於生病的人來說，不可做太過劇烈的運動，可以做做諸如太極拳、游泳、慢走等運動。

B肝患者在飲食方面要尤為注意，不能挑肥揀瘦，也不可暴飲暴食。因為B肝患者的肝臟已經收到了損傷，吃得太飽，對肝臟來說是一種傷害。B肝患者應該這樣合理安排自己的飲食：

一、每日熱量不可超過兩千五百大卡。人體攝取恰當的熱量後，蛋白質的消耗就會減少，從而使體內有足夠的力量，進而有利於肝臟自身的修復。但是若是攝取過多的熱量，容易造成脂肪肝。

二、攝取足夠的蛋白質。B肝患者攝取的蛋白質含量應該比一般人要多，所以在日常生活中應該注意。

三、攝取適量的脂肪。B肝患者可以和正常人一樣攝取脂肪，但是不要吃動物油、肥肉等等。當病情嚴重時，盡量少吃含脂肪的食物。

四、多攝取碳水化合物。B肝患者應該盡量多攝取碳水化合物，因為這樣可以增加體內的肝醣原，對肝臟十分有好處。可以食用一些米飯、穀物等醣類食物。

五、補充維他命。對於B肝患者，應該特別補充維他命B群、維他命C以及維他命A，這類食物包括菇類、海帶、蔬菜、水果、瓜類等等。

上班族B肝病人在治療疾病時，一定要聽從醫生的囑咐，此外，還要在日常生活中和飲食上自己調理身體，尤其是要在高壓職場中保持一顆平和的內心，提高自身的免疫力，保護肝臟。

我們已經了解了B肝病人吃什麼對肝臟有好處，對於護肝來說十分重要。當然，知道一些B肝病人的飲食禁忌更是重要，因為飲食不當會讓病情雪上加霜。B肝病人應該遠離酒、辛辣等有刺激性的食物，也不能攝取過量的糖類和脂肪。

高血壓要注重細節養護，上班不必為此煩惱

年紀輕輕的上班族怎麼受到高血壓的威脅的？不知你是否有這種感覺，當早上上班的鬧鐘響起時，就好像有針刺在腦中一樣。這種感覺真是很難受，但是為了上班不遲到也只能如此。其實，鬧鐘的刺激很可能會使上班族患上高血壓。

上班族一般都習慣晚睡，因為再晚睡隔天也有鬧鈴來叫醒他們。可是當人在熟睡中時，突然聽到鬧鈴，身體會發生條件反射，促進腎上腺素的分泌，血管會收縮，使血壓變高。經常受到鬧鈴的刺激，再加上一些飲食上過多鹽和脂肪，很容易患上高血壓。但是如果我們真的患上了高血壓，還要每天辛苦的工作，該如何保養我們的身體呢？

一、測量血壓。患上高血壓，不要不當回事，每天應該按時吃藥，測量血壓。在每天的早上、午睡後、晚上分別測量一次血壓，最好能夠製成表格，拿給醫生看，有助於他了解你的病情，改變治療方法。

二、吃白菜梗。高血壓病人應該每天保持大便通暢，白菜裡就含有可以促進排便的粗纖維，尤其是白菜梗，粗纖維的含量更多一點。

三、根據時令穿衣服。高血壓病人最好不好受寒，要根據時令增減衣物，保存體內的熱量，因為在寒冷的季節很容易導致心腦血管疾病發作。

四、晨起按摩耳部。高血壓患者可以在每天起床後，做做操。體操動作：自然站直，雙腳叉開一步，兩隻手放在耳朵上，然後對其進行按摩。耳朵上有很多穴位，經常按摩對身體的各個器官都是有好處的。

上班族高血壓患者在忙得忘我的時候還要注意以上細節，否則就會讓你在疾病的道路上越走越遠。當然，除了生活中的一些小細節，在飲食上把關也是至關重要的：

一、三餐。高血壓患者應該一日多餐，每餐少吃，不可吃高熱量的食物。晚餐宜清淡，避免過分油膩。在飲食中多攝取高纖維素食物，例如：白菜、青菜、海帶、冬瓜等等。

二、低鹽。高血壓患者不能攝取過量的鹽分，即使是正常人也是不行的，每個人每天的上限為五克。盡量不要食用醃菜、醃肉、皮蛋、蝦米等鈉含量高的食物。

三、高鉀。人體內有鉀的存在，可以遏制由攝取過多的鹽所導致的升壓問題，富含鉀的食物包括豆製品、核桃、花生、香蕉、橘子等。

四、補鈣。高血壓患者多補鈣可以使血壓下降，富含鈣的食物有牛奶、花生、核桃、紅棗、黃豆等等。

五、飲水。天然礦泉水含有很多微量元素，一旦煮沸後，就會損失大量對人體有益的物質。所以，天然的礦泉水應該直接飲用。

在職場上打拚的高血壓患者，只要在生活中和飲食上多加注意，就不必為自己的病情煩惱。當然，還要每天保持愉快的心情，開闊心胸，加強身體鍛鍊。控制好血壓，就是你戰勝病魔的第一步。

高血壓族群要注意自己應該吃些什麼對身體有益，也要注意哪些食物對身體時有害的。其中包括容易脹氣的食物、口味香濃的餅乾、辣椒、酒類、濃茶、咖啡、芥末還有一些肉類加工品等等。

貧血多食補氣補血的食物，就不會為血所困

在當今社會，時尚話題一直是上班族所注意的，但是有些時尚對人體沒有一點益處，其中就包括水果減肥。水果變成正餐，的確可以達成瘦身目的，但是緊隨其來的就是缺鐵性貧血。

很多人有著不同程度的貧血症，而針對上班族，所患的貧血症多是缺鐵性貧血，而且主要是女性。社會不斷進步，各式各樣的時尚也在風靡，年輕上班族可以說是整個社會的潮流指標，可是他們所追求的一些「時尚」對鐵元素並不「友好」，長此下去，體內的鐵就被帶光，

從而讓你深陷貧血的深淵。當然，上班族不是不可以時尚，而是要分清哪些時尚是不可跟風而行的：

一、素食、水果當正餐。很多上班族緊追潮流，為了完美身材只吃素食和水果，其實他們並不胖。這樣的飲食習慣不能讓人體補充足夠的鐵元素，因為肉中的鐵元素比較多。此外，蔬菜中的某些物質不利於鐵的吸收，所以不吃葷食，很容易造成貧血。

二、茶與咖啡。在午後的辦公室，來杯下午茶是何等的享受。可就算是好東西，也要酌情食用。過量的咖啡會影響人體吸收鐵元素，過量的茶會使體內的鐵排出體外。所以，茶和咖啡要適量飲用。

三、美容美髮。經常使用含鉛過高的化妝品或美髮用品，會導致鉛中毒，最終減少血紅素的合成。所以，在選擇化妝品以及美髮用品時，品質好才是最重要的，不可貪圖便宜。

有些人患有貧血，但是他並不知曉，因為貧血是一個慢慢的過程，它的症狀也是慢慢展現出來的。如果一個人患有貧血症，他就會十分容易疲乏、頭暈、臉色蒼白，還會食慾不振。這個時候，就應該補充一些補氣補血的食物，才可以使身體調理過來。

一、人參。食用人參，可以增加體內的血紅素和紅白血球，有效防止輻射損傷造血系統。

二、當歸。當歸可以補血、活血，做成補血食品可以與黃芪一同食用。
三、阿膠。食用阿膠，可以大幅度提高人體內的血紅素以及紅白血球。
四、雞血藤。雞血藤中的鐵劑十分利於人體吸收，而且利用率比較高。
五、枸杞。食用枸杞可以促進人體造血，枸杞可以加入燉雞一起食用。
六、黨參。食用黨參可大幅度提高人體內的血紅素和紅細胞，將其製成膏、磨成粉、用水煎都可以。
七、鹿茸。鹿茸針對的是脾腎陽虛型的貧血、再障性貧血、血小板減少等症狀。
八、烏骨雞。烏骨雞是補血最好選擇。

作為新時代的上班族，要能夠走在時尚的尖端，還要面色紅潤，血氣充足。所以我們應該摒棄那些傷害身體的時尚潮流，經常食用補氣養血的食物，才不致被人視為愚昧無知的跟風族。

用食物來補氣補血雖可達到明顯的效果，但是經常保持愉悅的心情和進行鍛鍊才是氣血旺盛的長久之道。心情舒暢能夠增強人體的免疫力，從而加強骨骼的造血能力；每天鍛鍊三十分鐘，可以促進造血功能。

頸椎病重在預防，小動作可幫你

根據資料顯示，在上班族中，三十歲以上的人士有七成多都患有頸椎病。他們所患的頸椎病是由工作中的不良坐姿和太過勞累造成的，而我們從發病人群的年齡來看，也可以得知上班族的頸椎病是由多年累積而成，所以想要擺脫頸椎病，重在預防。

有些公司幫員工配備的電腦是筆記型電腦，而有一些是桌機式的，筆記型電腦比桌機式電腦更容易損傷脊椎。因為筆記型電腦的鍵盤和螢幕距離比較近，在使用時只能低頭維持一個姿勢，這樣就會使頸肌肉受到損傷。此外，經常伏案的人士也是頸椎病的高發族群。正常狀態的脊椎有一定的弧度，這種弧度可以緩衝重力，保護脊椎和大腦。而低頭伏案，脊椎就會變直，對脊椎以及周圍神經都會造成不良影響。以目前的醫學水準來看，治癒頸椎病十分困難，所以頸椎病重在預防，但是在這之前，一定要了解頸椎病的發病原因。

一、姿勢不正確。經常需要低頭工作的人士很容易發生頸椎疾病。身體經常處於不正確的姿勢，可能誘發頸椎疾病。

二、外傷。如果頸椎老化、失穩，頭部出現外傷很容易發生頸椎疾病。

三、慢性勞損。長時間進行非正常狀態的過度活動會讓身體帶來慢性勞損，比如不良睡眠姿勢，又比如枕頭過高或過低等等。

四、年齡因素。年齡的不斷增長，人體對各個部位的消耗也是日趨嚴重，包括頸椎和椎間盤的退行性變化。

五、精神狀況。臨床發現，不良情緒會加重頸椎病的病情，病情嚴重後，病人的情緒會更加糟糕，這樣就形成了不良循環。所以，不良情緒也會引發頸椎病。

透過上述內容，我們已經了解了頸椎病的發病原因。針對發病原因，我們可以避免發生以上事件，但是年齡的增長並不會因為人為的控制而停止不前，所以我們在日常生活和工作中經常活動一下頸椎，可以增加它的壽命。動作如下：

一、頭部左右轉動。自然坐好或站立，穩住肩膀，將頭部分別向左、右緩緩轉動，轉至最大限度時停頓幾秒，重複動作十次。

二、頭部上下運動。將頭部緩緩向後仰至最大限度，停頓幾秒，再將頭部緩緩向下低至最大限度，停頓幾秒，重複動作十次。

三、頭側屈運動。頭部分別慢慢向左右方向做側屈運動，並停頓幾秒，重複動作十次。

四、頭繞環運動。頭部分別按照順時針和逆時針的方向做環繞運動，要求動作達到最大限度，做的次數越多越好，但要依個人情況而定。

這樣看來，頸椎病並不可怕，是可以被我們操控的。如果每天都做做頸椎運動，我們的頸椎就不會生病，也不會提前「退休」。

你知道睡眠也可以治病嗎？在我們的一生中，有三分之一的時間都是在枕頭上度過的，如果枕頭符合頸椎的正常彎曲弧度，我們就可以在美夢中消除頸椎肌肉的疲勞狀態，而這種枕頭應該達到中低旁高的要求。

滑鼠手是現代病，專家養護自有一套

滑鼠手，非常貼切的比喻。高速發展的社會，滑鼠成了商界各大交易抉擇的工具，任何事情的抉擇只需點擊一下滑鼠就可以完成了。可是我們的右手卻成了工作得犧牲品，經常點擊滑鼠，會損傷手腕部的神經，使手部出現疼痛等不適症狀，進而形成滑鼠手。

趙先生多年從事 IT 行業，事業前景一片光明。可是最近，他總是感覺手臂一陣陣發麻。平時非常注重健康的趙先生，在手臂發生不適後就立即到醫院去檢查，最後得知自己患上了腕隧道症候群，也就是當今的現代病——滑鼠手。趙先生之所以會患上此病，是因為長期過度使用電腦所致，頻繁點擊滑鼠傷害了腕部神經，使手指出現發麻、灼痛的感覺。而這種疾病不僅損害了我們的健康，還嚴重影響了我們的工作。

滑鼠手常見於以手部動作為主的職業，尤其是當今的上班族，手腕出現痠痛的感覺是常有之事，所以很少有人去注意它。這種手部疼痛在白天可能會沒什麼感覺，只是痠痛無力，但是夜晚，手部就會加倍疼痛。病情較輕者多休息就可以得到緩解，可嚴重者不要任其疼痛、置之不理，以免神經受損。那麼，在工作中，我們想要保護好手腕和手臂，就得注重每一個細節：

一、在電腦前打字時，我們肘部的高度應該高於鍵盤與滑鼠的位置，這樣可以保護我們的腰背、頸部肌肉和手肌腱鞘等部位。

二、在使用電腦時，切勿大力敲擊鍵盤、點擊滑鼠，用力適中即可。此外，對於滑鼠的選擇，弧度大、足夠寬的是比較好的滑鼠，具備這樣的條件，可以分散力道。

三、在點擊滑鼠時，為了避免造成腕部受力過大，手臂不可懸空。在移動滑鼠時，手腕最好與手臂一起移動，盡量減少腕部受力。

四、在市面上叫賣著各式各樣的手枕和護墊，我們在使用電腦時，用上手枕和護墊可以減輕對腕部造成的損傷。

以上建議都是從自身預防出發的，預防只能是預防，不能治療。如果你已經出現了滑鼠手的症狀，也不要著急，因為經常做做手部操，你就可以慢慢脫離滑鼠手。

一、抬起手臂直至與身體垂直，手背朝上，手腕向下彎曲成直角，將手背抵住一垂直於地面的物體上，持續一段時間。手臂慢慢向上抬起，在每個位置停頓一段時間。

二、抬起手臂直至與身體垂直，手背朝上，手腕向下彎曲成直角，將手背抵住一垂直於地面的物體上，持續一段時間。手臂慢慢向下，在每個位置停頓一段時間。

這套手腕操非常簡單，但是重在堅持，當你操作電腦一段時間後，就要活動一下，千萬不要等手腕疼痛了才做；而對於滑鼠手患者，更應該經常做，相信過不了多久，滑鼠手的症狀就會逐漸減輕。

電腦「霸占」著人們的工作和生活，所以使得滑鼠手越來越氾濫。

眼睛疲勞是上班族的通病，眼保健操幫你輕鬆搞定

生活在資訊時代，我們的生活無不充斥著各式各樣的電子產品，特別是每天都要面對螢幕的上班族，絕對是眼睛疲勞的主要受害族群。可是輕微的眼睛疲勞我們還沒有治療的必要，這時，做做眼睛保健操就可以幫助我們恢復眼睛活力。

二十四歲的王先生在某大型企業的管理部門工作，大學剛畢業的他，鼻梁上就架起了一副厚厚的眼鏡，可是工作後，他為了表現自我，長期面對電腦加班工作，近視越來越嚴重，甚至眼睛變得乾澀疼痛，遇到強光就睜不開眼。這對工作來說十分不利，幾乎是沒看多長時間電腦，眼睛就不能再運轉了，疼痛感只能讓他的工作效率越來越低。王先生的這種狀況是由於長

時間使用電腦讓眼睛疲勞，這樣不僅使自己的眼睛飽受痛苦，還會影響工作效率。

身在高樓大廈的上班族們，每天來到辦公室的第一件事就是打開電腦，他們的工作沒有電腦是完成不了的，即使可以完成也是浪費時間，收不到效益。可是這樣一來，沒有人可以呵護上班族的眼睛，這就要求我們要在日常工作中少做或不做一些傷害眼睛的事情，主要有一下幾點：

一、盡可能減少使用電腦的時間。在當今社會，電腦已經成為了我們生活的一部分，不管是上班還是放假在家，電腦都是我們的工作娛樂工具。可是電腦的輻射和反光會嚴重影響我們眼睛的健康，長期如此會使眼睛視力下降嚴重，甚至引發眼部疾病。

二、正確選擇眼藥水。長期使用電腦會使眼睛乾澀、疼痛，所以在上班族的辦公桌上到處可見眼藥水的身影。俗話說便宜沒好貨，所以很多人認為價格越貴的眼藥水才是對眼睛最好的。事實上，眼藥水的價格是由其成分和配方來決定的，貴的不一定適合你。我們應該針對自己的症狀，選擇相應的眼藥水。

三、盡量少戴隱形眼鏡。戴隱形眼鏡很容易會使眼睛乾澀、疲勞，從而減弱眼睛的抵抗力，會導致眼睛抵抗力下降，更有甚者會出現角膜衰老加快等症狀，所以還是多戴框架眼鏡為好。

四、上下班途中看書。入職場後，上班族為了優化自我、跟上時代，利用各種零碎時間看書，比如在公車上，比如乘坐大眾交通工具的時候，這樣都會因為顛簸而使視力變得模糊，頭昏眼花。所以想要看書，還是找個安靜的休閒時間比較好。

雖然有時候我們盡量做到了以上四點，但是有些時候，我們還是不得已要加班，眼睛避免不了受到傷害，所以，在這個時候，我們就應採取一些防護措施。

揉天應穴：分別用左右兩手大拇指按住左右眼眶上角處。其他四指彎曲相對，按在額頭上。天應穴沒有固定的位置，一般位於病變的四周。

擠按睛明穴：用一隻手的大拇指按在鼻子的根部，向下按去，然後再向上擠。睛明穴位於內眼角的上面，眼眶凹陷部位。

按揉四白穴：合併左右手的食指和中指，放在鼻翼兩側，大拇指支撐在下顎骨凹陷處，用中指按揉臉頰。

按太陽穴、輪刮眼眶：分別用左右手大拇指按住太陽穴，其餘四指彎曲，然後用食指輪刮眼圈，先上後下。太陽穴位於外眼角和眉梢的中間，再稍往後一點的地方。

經常做眼部保健操，可以促進眼部以及頭部的血液循環，消除眼部疲勞。但是這是一個持之以恆的過程，經常練習，才能做到精準。大體來說，一天做兩次，上下午各一次。上班族要想消除眼部疲勞，就從眼部保健操開始做起吧！

除了做眼部保健操，我們也應該注意一些生活中的細節，例如：注意飲食營養的均衡，不挑食；盡量不使用不衛生的毛巾；保持充足的睡眠；經常欣賞花草樹木；看書時應選擇光線充足而不強烈的地方。

第十章

職場媽媽駕到，保護好自己讓好「孕」伴著妳

樹立正確的孕產觀念

每一對年輕的夫妻都想要擁有一個健康、活潑、可愛的小寶寶，但是小寶寶經常在準爸媽們沒有任何準備的情況下就降臨了，這樣對小寶寶會有不良的影響。準爸媽們在孕前樹立正確的孕產觀念，做好心理以及身體的準備，才能迎接健康可愛的胎寶寶。

上班族在繁忙的工作中，也許心裡十分想要生育個寶寶來溫暖家庭，可是迫於生計，往往沒有生育寶寶的計畫。但是，這種情況稍有不注意就會懷上寶寶。在這種沒有任何準備的情況下，不利於優生。生育是非常神聖和重大的事情，一對恩愛的夫妻結合後，就會孕育出彌足珍貴的生命。所以每對新人都要肩負起責任，在有充足準備的情況下孕育寶寶，這裡的準備指的是心理準備和身體準備。首先應該做好心理準備，因為情緒會影響母體的生理功能和生殖功能，不良情緒還會影響胎兒的發育。我們所做的心理準備就是要以平和的心態迎接這個新生命的到來，主要包括以下幾點：

一、正確對面對身體的特殊變化。這些變化包括形體的變化、情緒的變化、生活習慣的變化等等，在這其中也許會更加依賴丈夫，也許會與丈夫發生不合，雙方都應該理解體諒對方才是。

二、接受未來生活空間的變化。因為小生命的到來，夫妻雙方的生活空間會縮小，針對這一點，雙方都要端正心態，正確看待，尤其是職場媽媽，所要承受的壓力會更大。

三、平衡情感的變化。在新的生命降臨後，夫妻中的每一方都有可能會把情感轉移在孩子的身上，從而使另一方感到被忽視。在這種情況下，夫妻雙方要及時進行溝通，以免長久如此夫妻出現不合。

四、承受增加的責任。丈夫在妻子懷孕時，應該給妻子足夠的關懷和體諒，還要多做做家務。而寶寶出生後，夫妻雙方的責任會越來越重。

只有做好孕前心理準備，才能以積極的心態面對孕期所發生的變化，也才能孕育出一個活潑健康的生命。除了做好心理準備，還要做好身體準備：

一、補充葉酸。醫學證明，葉酸與胎兒的神經管畸形相關。在懷孕時，應該適當的補充葉酸，葉酸的補充時間在孕前三個月就應該適量攝取。隨著現代醫學對葉酸的研究逐步深入，它已被證實與胎兒的神經管畸形有著密切的關係。葉酸補充的最佳時間應該從妳準備懷孕前三個月至整個孕早期。

二、停止避孕。如果妳決定要孕育寶寶，在孕前半年或三個月就應該停止服用避孕藥，以防出現流產的現象。這是因為一些藥物會在體內作用很長時間，可能會不利於受精。

三、加強鍛鍊。在懷孕前，男女雙方都應該鍛鍊身體，尤其是女方，因為女方一定要確保在懷孕期和哺乳期保持良好的狀態。在孕前可以做一些簡單的運動，例如：慢跑、瑜伽、跳舞等等。

四、夫婦忌菸酒。如果你們已經計劃好何時生寶寶，那麼在孕前男女雙方都要儘早戒除菸酒。因為吸菸非常影響精子和卵子的品質，其中更容易造成男人不育。此外，酒精很有可能會造成胎兒發育不健全，也應該戒除。

在孕前做好雙重準備工作——心理和身體準備，孕育出的寶寶才是最健康活潑的。注意以上的注意事項，讓妳做個快樂美麗的孕媽媽。

在孕前除了要做好身心準備，對於懷孕的一些常識也要真確掌握，應該重視產前檢查。因為在孕期有可能會出現一些疾病，如果孕婦不定期進行檢查身體，對自身來說，或是對胎兒來說，都會有不良影響。及時發現，可以及時治療。

緩解工作壓力順利受孕

在當今社會，不孕不育的年輕男女越來越多，他們蝸居在大城市中，在競爭激烈的辦公大樓裡，飽受著生活與事業的艱苦。精神上的沉重壓力影響著他們的身體健康，剝奪了他們做父母的權利，即使可以生育，也不可能是優生。

如果一個人的有良好的精神狀態，他身體的各部分機能也是處於活躍的狀態，這時卵子和精子也會有相當高的品質。如果在這時受孕，生出的寶寶多是健康聰明的小孩。可是如果一個人經常受到沉重的壓力壓迫，他自身的內分泌系統就會出現異常，不利於受孕。所以如果年輕夫妻有生寶寶的計畫，一定要調整好雙方的心理狀態。但是經常上班的男女總是會要面對很多工作壓力，這就需要我們來尋找一下緩解壓力的方法了。

一、尋找工作的樂趣。面對繁忙的工作和上司的高要求，使你經常會有頭暈目眩、腰痠背痛的感覺。其實，如果你改變一下工作態度，這些症狀就會消失了。而想要轉變你的工作態度，就要學會在工作中尋找快樂，用一種積極樂觀的心態去面對枯燥乏味的工作。

二、進行合理的發洩。長期處於高壓下，整個人也會顯得毫無生氣。不定時的進行合理的發洩，可以把壓力一掃而光，減壓的有效辦法就是多多運動和活動。人在運動時，可以發不良情緒，重獲快樂。而參加一些活動，與人交流，可以表達出自己的感情和需求，這樣可以趕走不良情緒。

在這個快節奏的生活環境中，如果不能很好的調節自己，女性很容易出現閉經的現象，想要做母親會難上加難，所以孕前進行合理的發洩是十分有必要的。具體的發洩方法有以下五種：

一、卡通、玩具。現在很多年輕人都童心未泯，在平時逛街看見漂亮的娃娃時，就會想要買下來。所以，在工作之餘，可以去看看卡通片，或者去逛逛玩具館，在愉快中趕走工作壓力。

二、國外旅遊。很多上班族在放長假時，不是窩在家中看電視，就是在附近玩玩，可是附近的景點幾乎都去過了，再去看也不會讓你產生新鮮愉快的感覺了，所以不如花錢到國外遊玩一圈，相信對異國的好奇與新鮮一定會激起你快要沉睡的腦細胞。

三、熱舞。上班族下午早早就下班了，回到家裡很沒有意思，不如報個舞蹈班，每天跳跳舞。動感的音樂、鮮豔的衣著，一定會舞動你全身的細胞，讓你沉浸在搖擺的快樂之中。

四、極限運動。如果你是喜歡冒險的上班族，那麼進行冒險運動一定會讓你倍感興奮，例如：登山、高空彈跳等等。

五、享受廚房。緩解壓力不一定要去外面，在家裡也可以。下班後，買些新鮮的蔬菜，回到家裡研究一下新的做法，在你仔細思索與烹飪中，你的壓力就一掃而光了，因為這種做飯的樂趣和家人的健康是升遷代替不了的。

排遣壓力的方法各式各樣，從中選擇一個適合你自己的娛樂方式，解除精神壓力，為生育優秀的寶寶做準備吧！一定不會讓你失望。

活動可以消除壓力，但是對於想要馬上生寶寶的夫妻，還要多注意休息。休息的時候，採用正確的方式，也可以緩解壓力。平躺在床上，慢慢的進行深呼吸，然後想想是什麼讓你有如此大的壓力。隨著呼吸的減慢，身體的一切機能都在減慢，可以優先緩解壓力和緊張。

懷孕了，早點告訴上司和同事

沒有任何一條法律規定孕媽媽一定要把懷孕的消息馬上告知上司，只要在休產假前，遞上一封通知書和醫院證明就可以了。但是這樣做會讓上司感覺孕媽媽在「背叛」他，所以孕媽媽一定要把懷孕的消息儘早告知上司和同事，處理好懷孕、工作、上司以及同事之間的關係。

當上司得知員工懷孕時，不可能高興的拍手叫好，而同事也可能不會太過高興，這是因為妳的懷孕，就要重新對部門的工作進行重新安排，而同事的工作量也會相應增加。所以為了減少公司的負擔，最好把懷孕的事情儘早告知上司和同事，讓他們有充足的時間安排今後的工作，而不會認為妳的懷孕就是在製造混亂。那麼，上班族孕媽媽在把懷孕的消息告訴上司和同事時，應該注意什麼問題呢？

一、規劃。上班族女性如果想在懷孕時或懷孕後仍被器重，那麼就應該理性的規劃自己的人生，在懷孕前，積極調整自己的工作，主動出差。

二、告知。早點把妳的懷孕消息告知上司，可以讓他有充足的時間找人來代理妳的工作，不至於使工作出現混亂的狀況。

三、了解。在告知上司自己懷孕消息前，要先了解自己產假的期限、休假時薪水以及一些福利等問題。如果有些規定不合乎情理或法規，妳應該想好對策。

四、關係。儘早告知同事妳的懷孕狀況，他們會很積極的幫助妳移動重物或者讓妳遠離一些傷害胎兒的工作，經常抽菸的同事當著妳的面也不敢抽菸了。總之，同事們都會幫妳創造便利的條件。

五、交接。在告知上司妳懷孕時，可以提前記下妳的工作細節，然後交給上司，這樣有利於代理人可以盡快進入工作狀態，確保工作正常運行。

作為一個女人，生孩子是再正常不過的事情了，所以上班族沒有什麼可畏懼的，讓別人得知妳的懷孕消息不是丟人的事情，妳要相信妳的懷孕並不會扯大家的後腿。對於上司，我們應該直言不諱的告訴他：「我懷孕了。」而對於同事要是採用相同的說法，就會招來厭惡，那麼，我們應該如何向同事「公布」自己懷孕的消息呢？

一、孕婦裝顯示新身分。當妳不好意思用語言向同事宣布妳懷孕的消息時，在上班的時候穿一件孕婦裝，就可以讓大家得知妳懷孕了，這種無聲勝有聲的機智，既可以讓同事明確知道妳懷孕了，還能夠得到同事的尊重。

二、千真萬確後才能說。如果妳得知自己懷上了雙胞胎，先不要告知同事，因為一個同事知道後，整個辦公室也會馬上得知這個消息，一旦重新檢查出妳懷的不是雙胞胎，在辦公室妳就下不了台，所以三次確認後再告知同事為宜。

三、支支吾吾，考驗對方的「智商」。如果妳不好意思主動告訴別人妳懷孕了，說話時可以支支吾吾，含糊不清一些，讓對方自己去猜。比如妳告訴同事妳不方便使用影印機，這時同事就會問及妳的原因，妳的支支吾吾、含糊其辭，就會讓同事猜到妳懷孕了。

不管妳想使用什麼方式來告知上司和同事妳的懷孕消息，越早告知對妳來說越是有好處。如果妳太晚讓他們知道妳懷孕，會給他們的工作帶來一定的困擾，為了工作的順利和同事間的關係，還是儘早宣布妳懷孕的消息吧！

在民間一直在流傳著「在懷孕前三個月告訴別人自己的懷孕消息，就會流產」的話語，其實這是沒有科學依據的。只是懷孕的前三個月非常容易發生流產，所以如果早早就告訴別人自己懷孕了，一旦胎兒流產，孕媽媽傷心之餘，還要向別人解釋自己的寶寶是怎麼沒的，更增加了孕媽媽的悲傷。所以，這個迷信是對孕媽媽的一種保護。

孕期堅持工作好處多

在當今社會，奮鬥在職場上的「大肚子」孕媽媽並不少見，這段時間也將成為她們一生中難忘的經歷，這是一段快樂、享受的經歷。從多個不同的角度來觀察，職場女性在孕期堅持工作，也會有很多好處。

林太太在懷孕時出現了一些狀況，於是就辭掉了工作，在家安胎。可是在家中她總是躺著，除了睡覺還是睡覺，這讓她連食慾都沒有了，她很擔心寶寶的營養情況，就去醫生討教這個問題。醫生告訴她，在平時多行走多動動，適量的工作也是不錯的選擇。於是林太太聽從了醫生的建議，回去上班了。此後，她能吃能睡，寶寶的發育也很正常。適量的運動可以增強孕婦的食慾，對寶寶的生長發育很有好處，而工作就是一個很好的辦法。

在早些時候，當女性懷孕時，就會成為家裡的重心，含在嘴裡怕化了，捧在手裡怕掉了，絕對是集寵愛與關懷於一身。出去工作？是絕對不被允許的。但是現代的女性思想多少都有受到西方國家思想的影響，比較開放、自我。孕婦們開始不滿於在家中養胎，她們覺得工作可以讓她們找到自身價值所在，讓她們感覺更加快樂。確實，在孕期工作有很多好處，從自身來說，有以下幾點：

一、精神狀態良好。孕婦在懷孕時，會產生懶惰心理，大腦也會跟著懶惰。而孕婦去工作，就需要大腦不停的運轉，從而使孕媽媽的精神處於很好的狀態之中。通常情況下，同事會幫助孕媽媽做些體力勞動，而孕媽媽動動腦筋就可以了，這樣也是可以充實生活、產生愉快心情的。

二、減少孕婦在家中產生「奇妙幻想」。很多孕媽媽自己一人在家中時，就會胡思亂想，而且越是臨近分娩時，越易產生「奇妙幻想」，總是害怕寶寶畸形。而在工作時的忙碌，會讓孕媽媽無暇去胡思亂想，和同事的愉快交談也可以讓她們的「奇妙幻想」煙消雲散。

三、促進同事間友誼。孕媽媽在懷孕時上班，可以加強與同事間的關係。男性同事會幫妳做些體力工作，而女性同事可以坐在一起交流懷孕經驗，這些都在無形間拉近了同事之間的關係。

從自身來說，主要有以上三點好處，而從工作方面來看，女性在孕期工作也是有著很大好處的，主要有一下幾點：

一、「返職恐懼症」發生的機率小。如今職場的壓力越來越大，只要妳放鬆下來，就會牴觸那種快節奏的工作。勞基法定的產假是八週，流產還可以多休息四週。孕婦從懷孕到產後可以在家休息三十二天，如果一懷孕就不上班了，那麼「返職恐懼症」就會更加嚴重。懷孕後繼續工作，休假後經常和上司同事保持聯絡，有助於消除這種恐懼。

二、減少職場風險。法律規定不可以在員工懷孕時解除勞動契約，但是並沒有規定上司把妳的職位轉給他人，調動妳的工作。如果妳剛懷孕就休假，上司會在妳的職位安排代理人員，若是他比妳更優秀，妳的工作也許就會轉手他人了。所以說，懷孕後晚點休假有助於妳重返職位。

三、保證穩定的經濟收入。法規規定孕婦離開工作職位做產檢，產檢假五天，公司不能扣薪水。女性一旦懷孕，她的飲食起居所花費的金錢會大大增加，若是寶寶誕生了，開銷更會如流水。如果妳懷孕後就在家中養胎，家中的總收入就會減少，靠準爸爸一個人會很累，很難保證孕媽媽和寶寶的物質需求。

在我們的上一代，女性懷孕後可能還要在田地裡做農事，也沒有出現什麼意外。而現在，上班族孕媽媽在公司只是坐著動動腦筋，要比以前輕鬆了很多。再說妳在家裡養胎會有人和妳聊天嗎？所以，孕媽媽還是堅持上班吧！

儘管從哪些方面來看，孕婦工作的好處都很多。但是，在工作的時候，孕媽媽一定要保護好胎兒的安全，不要去人多擁擠的地方，遠離影印機等輻射嚴重的地方，調整自己在工作中的情緒。

上班族孕媽媽還能繼續用電腦嗎

在當今時代，幾乎每個人的工作都離不開電腦。年輕的夫妻都期望著迎接一個健康活潑的小寶寶，可是依據多年聽聞的電腦輻射的危害，準爸媽們都很困惑，到底懷孕後還能不能使用電腦？

相關調查顯示，長期面對電腦進行工作的上班族孕媽媽，在懷孕早期很容易發生流產，對於胎兒的發育也有影響。所以每個孕媽媽對待輻射都要採取一定的措施，當然，也沒有必要太過恐慌，只要在工作中多加注意，電腦輻射是可以避免的，胎兒可以健康發育，妳也可以保住工作。那麼，我們在電腦前工作時，應該如何避免輻射呢？主要有以下幾點：

一、孕媽媽面對電腦工作時，應該穿戴防輻射服，勤開窗通風，確保胎兒可以正常發育。

二、如果不想穿戴防輻射服，可以在電腦螢幕前加上一種纖維玻璃，或者身體和電腦保持三十公分的距離就可以避免輻射了。此外，液晶螢幕的輻射很低，對胎兒的影響不會很大。

三、電腦的背面有很大的輻射，所以上班族孕媽媽要避免在電腦的後面工作。適當調整一下電腦的位置，或者換用筆記型電腦都是不錯的方法。

四、電腦桌面的顏色最好設置成淺色，因為深色的輻射相對大些，尤其是黑色。

五、如果不需要操作電腦，把螢幕關掉可以避免輻射。

六、每天適量的飲用一些綠茶，因為茶葉中含有促進人體造血的物質，同時還可以防輻射。

電腦不僅可以使孕媽媽深受輻射的危害，還會傷害眼睛。長時間坐在電腦旁對身體十分不利。針對這些不利，我們還要做到：

一、有限制的接觸電腦。長時間坐著不利於骨盆腔內血液的流通，所以除了要調整好電腦和椅子的高度，也不要總坐在電腦前，最多不可多於二十小時。

二、電腦前放鬆休息。長時間使用電腦，會使身體的各個關節出現疲勞痠痛的感覺，所以上班族孕媽媽在工作一段時間後，就要適當的休息一下，活動一下筋骨。

三、多食用蔬果。經常在電腦前工作，很容易出現眼睛乾澀、疲勞、視力下降的症狀，所以上班族孕媽媽平時應該多吃一些水果蔬菜。具體食物可以選擇番茄、白菜、乳製品、豆製品等等。

四、電腦的放置。如果電腦的螢幕面對窗戶，很容易會出現反光的現象，孕媽媽經常看這種螢幕，會使眼睛受到傷害。這個時候，可以拉上窗簾。

五、注意皮膚的清潔。在電腦的螢幕表面有很多靜電，如果人長時間操作電腦，電腦螢幕上的髒東西就會浮在人體的裸露皮膚上，久而久之，皮膚就會越來越糟糕，甚至導致皮膚病變。

電腦是新時代的產物，是人們必不可少的幫手，但是它對於我們的身體健康來說，並沒有什麼好處，不僅有輻射，還毒害人們的雙眼。上班族孕媽媽在工作中要做好自我防護，免受電腦的威脅。

除了電腦，孕婦在生活和工作還在遭受其他現代發明的輻射侵害，例如：手機、電磁波爐、微波爐、吹風機等等。在使用吹風機時，一定不要貼著頭皮。此外，孕婦最好不用太熱的水洗澡，容易生出有缺陷的孩子。

上班族孕媽媽保護自己有妙招

在當今社會，很多孩子都是獨生子女，必然這一個孩子就是家裡的掌上明珠，而當這個孩子成為孕媽媽時，也有家人隨時陪著，生怕孕婦出了什麼閃失。其實，孕婦是可以進行自我保護的。

雖然家裡人都很擔心孕媽媽一個人出去危險，但是總不能每次出去都要跟個人，總有大家都忙的時候，也總有孕婦一個人想出去的時候。所以自己出去透氣時，要學會保護自己，這不僅是保護孩子，還是在保護這個家庭。對於孕婦來說，隨著體重的增加，行動也會越來越不方便，稍有不慎就會有一屍兩命的危險。針對於此，護理人員提出了以下建議：

俯身彎腰：當胎兒在媽媽的腹中成長到足夠大時，孕媽媽的脊椎就會承受很大的壓力，從而導致腰痠背痛。所以，對於彎腰去撿東西，脊椎會受到很大傷害。如果非要彎腰，動作一定要緩慢，先屈膝再俯身。

起身站立：胚胎在母體中慢慢長大，使孕婦在早上起床成了一件難事。仰躺著的孕媽媽想要起床時，應該先把身體側過來，然後屈膝，肩膀向前傾斜，用手臂支起上半身，接著盤起雙腿，緩慢起身。

保持站立：孕媽媽長時間站立，容易造成靜脈曲張或水腫。所以，孕婦最好站一陣子就休息一下，如果只能站著，就怎麼舒服怎麼站。

保持坐姿：孕婦坐的椅子最好是有靠背的，坐的時候就把後背靠在椅背上。可是坐得再舒服，也不能長時間的坐著，經常起來活動一下可以預防痔瘡。

徒步行走：走路對於孕婦來說很有好處，加強腿部的活動量，可以避免發生靜脈曲張。但是如果感覺疲乏了，一定要停下來坐著休息會兒。

乘坐公車：無論是乘坐什麼交通工具，孕婦都要靜動結合。但是當孕媽媽在乘坐公車或大眾交通工具的時候，最好是自己找個座位，因為突然停車會讓妳的身體失衡。此外，到站後也不要急於下車，車停穩後再下。

上班族的孕媽媽除了要出去散心，還要上班，獨自處在社會這個大環境中，孕媽媽應該如何保護好自己，既不耽誤工作，又能讓寶寶健康成長？

一、避開交通高峰時間。孕媽媽在上下班時在乘車高峰期坐公車，乘客會非常擁擠，容易壓迫胎兒，所以早上可以提前出來乘車，晚上等同事差不多都走了，再離開辦公室去坐車。但若是自己開車，也不宜多於一個小時，最好是老公可以接送孕媽媽上班。

二、穿著孕婦職業裝。懷孕幾個月後，即使是進行商務談判也不能穿緊身衣服，這樣不僅會妳感覺疲憊不堪，還不利於寶寶的發育。隨著時代的發展，在市面上已經出現了孕婦職業裝，如果上班族孕媽媽想要幹練的感覺，就可以穿著孕婦職業裝。

三、避開抽菸人士。吸菸對身體有害，如果孕媽媽的周圍有人在吸菸，對胎兒來說十分不好，這時，孕媽媽應該提醒吸菸的人，或者使用空氣清淨機，萬萬不可讓未出生的胎兒遭殃。

孕媽媽是獨立的族群，她們有能力自我保護，她們也有能力在職場上一展宏圖。但是一切都要靠孕媽媽自己，無論是在生活中還是在工作中，都要時刻保證自身的安全，因為孕媽媽不只是一個人。

上班族媽媽除了在辦公室逗留的時間長一些，其餘的時間差不多都在臥室中，因此，臥室的清潔被視為最重要，但是很多人大量使用消毒劑來消滅病菌，病菌是消失了，可是這些消毒劑會造成胎兒畸形。所以在清潔房間後，一定要開窗通風。

上班族孕媽媽要小心職場環境中的危害

隨著科學的不斷進步，人們對優生的認知也在不斷增加，人們了解了哪些物品會傷害胎兒。可是，當今社會，很多上班族在懷孕後為了不與社會脫節，還是堅持工作，可是工作中的種種因素都有可能影響到胎兒的健康。

作為新時代女性，一旦懷孕就大門不出是不可能的，她們能接受著新思想、新概念，懷孕期間也在職場打拚著，這是最偉大的孕媽媽。可是有些工作環境並不適合孕婦停留，經常接觸有毒物質或工作時間無規律，很容易造成胎兒畸形、流產、智障等等。所以如果孕婦所在的工作環境不適合胎兒生長發育，那麼就要採取相應的措施。現在讓我們盤點一下不利於胎兒職業環境：

一、暴露於電磁波輻射的職業。在當今社會，電腦逐漸普及，可是低頻電磁波場和極低頻電磁波場卻暴露出來影響人類，尤其是從事電焊、冶金行業的上班族。這兩種磁場可以影響男女的內分泌，極易使他們不孕不育。而且經常處於電磁波場中，容易導致胎兒患上白血病等疾病。

二、傳統職業的有害因素。傳統職業往往會存在很多不利於孕媽媽停留的因素，例如：雜訊、有害的化學物質等等。長期在雜訊中工作，容易造成胎兒滑落。而經常接觸有害的化學物質，例如：鉛、砷、化妝品、食品添加劑等等，容易導致胎兒畸形。

三、新的職業危害。如果孕媽媽從事醫護工作，長期接觸消毒液、放射線、病毒等物質，以及一些有機溶劑等等，容易導致胎兒畸形。從事美髮或園林行業的孕媽媽，長時間接觸有機溶劑或殺蟲劑，也容易使胎兒畸形。

在以上職業環境中，都存在不利於孕媽媽保胎的因素，長期在這些環境中工作，會釀成十分嚴重的後果，有可能會毀了整個家庭。如果生出的寶寶畸形，整個家庭都要為之傷心，還要為了醫病而經常和醫院打交道。因此，及時遠離有危害的職場環境是十分重要的。在這裡，我們要了解在胎兒在什麼時期容易受到危害：

前胚胎期。在孕前兩週，如果在含有致畸因素的環境中工作，會使受孕不成功或者直接導致胚胎死亡。

受精後第三到九週。在這個階段，胎兒開始發育器官，如果有致畸因素存在，很容易造成胎兒先天畸形，直接使胎兒死亡或流產。這個時期很容易受到致畸因素的影響。

胎兒期。從懷孕第三個月到寶寶出生前都被視為胎兒期，在這個階段，胎兒的器官足趾開始分化，已經不易受致畸因素的影響了。但是一些有害因素會使胎兒器官發生異常，造成胎兒發育緩慢或出生後行為異常等。孕媽媽經常在有害的環境中工作，容易使寶寶痴呆，或某些生理器官出現先天缺損。

這樣看來，工作環境的好壞會直接影響孕媽媽腹中的胎兒，胎兒在懷孕初期比較脆弱，應該引起孕媽媽足夠的重視。此外，在懷孕的中後期，也不可掉以輕心，因為胎兒隨時都有可能出現嚴重的問題，這些問題絕對不能小覷。

在生活和工作中，我們經常會遭遇噪音，對於正常人而言，也許影響不是很大，但是對於孕婦的影響卻十分嚴重，所以孕媽媽應該盡可能的減小接觸噪音的機會。具體方法有：

(1)提前換工作，避免從事有噪音的工作。

(2)盡量不要去太過喧鬧的地方。

(3)盡量調小電視機的音量。

調整好妳在工作時的情緒

懷著胎兒的孕媽媽很容易受到情緒的波動，然而孕媽媽的情緒可以影響到寶寶的發育。上班族孕媽媽在工作中，很可能會遇到很多不順心的事情，進而波動了妳的情緒。在這裡警告孕媽媽：調整好妳在工作時的情緒。

古人說：「欲生好子者，無悲傷，無思慮驚動。」在古代，人們就得知了孕媽媽的喜怒哀樂會左右出生後寶寶的性格。這並不是迷信，因為當孕婦產生不良情緒時，內分泌就會失調，從而影響到體內的胎兒。上班族孕媽媽經常與外界人群打交道，不可能總是快樂平和的，工作時的困惑、同事間的不理解等因素，都會波動孕媽媽的情緒。那麼，孕媽媽的壞情緒到底會對寶寶造成什麼影響呢？

一、影響胎兒血氧供應。因為母體的不同情緒可以促進不同的激素，而這些激素則會透過胎盤傳遞到寶寶的血液中，所以胎兒能夠感應孕媽媽的情緒。如果孕媽媽的腎上腺分泌過多，胎兒的血氧和營養供應都會受到影響。

二、易造成胎兒畸形。孕婦的緊張情緒會使體內分泌大量的腎上腺皮質激素，這種激素對胚胎有著極其不利的影響。尤其是在胚胎在形成器官時，孕婦情緒不好，很容易使寶寶畸形或流產。

三、影響出生寶寶的狀況。孕婦的情緒經常煩躁不安，胎兒在母體內便不能安靜，會消耗過多的體力，所以寶寶出生後體重相對比較輕，而且容易發生吐奶、易哭鬧的狀況。

孕婦的情緒是變幻莫測的，而上班族孕媽媽的情緒更是不可捉摸。在這個時候，丈夫的表現非常重要，當然，主要還是由孕婦自身調節，一般可以從四個方面來看：

一、消除恐懼與擔憂心理。相信醫院的檢查結果，不要太過擔心，「捕風捉影」，在休閒時間，可以多看一些關於懷孕的書籍或影片，糾正妳的錯誤觀念。

二、準備好有得必有失。一個女人在懷孕後，她的一切事物都會隨之變化，為了保護腹中的胎兒，她不能和老公外出遊玩，也不能和朋友去參加娛樂活動，她和朋友間的距離會慢慢疏遠等等，失去這些是必然的，因為妳即將擁有一個小生命，只有失去前者，妳才能得到他。所以當孕媽媽在感到孤獨、憂鬱時，要提醒自己有得必有失，然後轉移痛苦、發洩情緒，使內心恢復平和。

三、求得家庭成員的幫助。孕媽媽的注意力可能更多的在孩子身上，而丈夫可能就會比較在意工作和家庭，往往會忽略掉孕媽媽。在這時，孕媽媽可以提醒一下老公，讓老公多多關心一下妳，以免妳的情緒受此波動。

四、為下一代考慮。孕媽媽的心情可以嚴重影響到胎兒的發育和健康，所以，為了寶寶的順利誕生，孕媽媽也要及時調整自己的不良情緒。

由於身體的變化、朋友間的變化以及事業的顧慮等等，孕媽媽的情緒會經常陷入低谷。最好的藥劑就是丈夫的體貼與關懷，時常對孕媽媽說些甜蜜的話語，誇讚孕媽媽美麗，可以很快驅散壞情緒。

孕媽媽在下班後，可以主動調節工作時的不良情緒。比如和老公去酒吧，咖啡館去品味音樂、感受浪漫；比如躺在床上，聽些海浪聲或幽幽山谷聲，會讓妳一下子回到了大自然，讓妳的內心平靜下來。

上班時睏意濃濃，小心應對

女性在懷孕後，身體的各個方面都會發生變化，而這些變化不僅僅展現在外形上，孕婦的注意力、睡眠時間等等都會發生變化。上班族孕媽媽在工作時的注意力沒有孕前那麼集中了，而且十分容易犯睏，這需要孕婦調整好自己的睡眠。

通常來說，我們夜晚睡眠八個小時就可以恢復體力和精神了，但是孕婦要睡九個小時才可以，而且每日中午再加補兩個小時的睡眠時間才是最好的。上班族孕媽媽需要早起去上班，有時稍微睡覺晚一點，就難以保證九個小時的睡眠了，而且一般公司的午休時間只有一個小時，吃完午餐後就要繼續工作，孕媽媽持續這樣的工作，就會經常犯睏，索性趴在桌子上就睡了。對普通人來說，趴著睡覺對身體也會有危害，孕婦就更不用說了，危害是一定存在。主要展現在以下幾個方面：

一、孕媽媽進入睡眠狀態後，身體的所有機能都會變慢，抵抗力也會下降，如果沒有做好保暖工作，很容易患上感冒，影響胎兒的健康。

二、趴著睡覺，全身的肌肉都會處於僵硬的狀態下，尤其是手臂和腿部，把手臂當枕頭，不利於血液的流通。而且下肢總是處於一個姿勢，不利於腿部的血液循環，此時，對寶寶來說也是沒有好處的。

三、孕媽媽趴著睡覺會使全身都處於緊張狀態，身體並不能得到恰當的休息，醒來後還是非常疲憊。

四、孕媽媽在懷孕一段時間後，腹部會凸起，如果趴著睡覺，就會壓迫凸出的腹部，造成胎兒畸形，甚至流產。

孕媽媽不能在公司睡覺，那麼，應該如何避免在上班的時候睡覺呢？主要還是應該從晚上在家中睡眠入手。孕媽媽想要保證充足的睡眠，應該做到以下幾點：

一、睡眠姿勢。在不同的孕期，應該採取不同的睡眠姿勢。在腹部不是很凸出的時候，採取生養的姿勢睡覺並不影響胎兒的發育。

二、輔助作用。當孕媽媽到達懷孕中期或晚期時，腹部已經有明顯凸出，在睡眠時可以側躺，再用被子墊在腰部的後面，然後屈膝。若是孕媽媽的下肢感到不舒服，可以用枕頭把腿部墊高一些。

三、室內環境。孕媽媽的臥室溫度不能太高，也不能太低。此外，還要經常使用空氣清淨機，淨化汙濁的空氣，消滅病毒。

四、睡眠時間。上班族孕媽媽想要保證充足的睡眠，就要在晚上十點之前上床睡覺，而且要每天都堅持在這個時間睡覺，養成睡眠規律，就不會輕易失眠。

五、床上用品。孕媽媽需要一個良好睡眠環境，除了整潔乾淨外，最好準備一張木板床，一個與肩同高的枕頭，一套純棉被褥，一個可以防止灰塵的蚊帳。

想要獲得高品質的睡眠，就要從以上建議慢慢做起，上班族孕媽媽只有在家中補充充足的睡眠，工作時才不至於犯睏。有了充足的睡眠，孕媽媽的精神也會大好，心情當然也是「晴空萬里」了。

高品質的睡眠，除了要從客觀問題上解決，主觀問題也不能落下。孕媽媽在睡覺前不要飲用過多的水分，以免夜間頻尿，影響睡眠品質。睡前兩個小時來杯牛奶是最好的，有助於孕媽媽進入夢鄉。在睡前一可以吃些食物，以免起床時感覺頭疼。

上班族孕媽媽化妝多注意

很多出入職場的女性同胞，都將化妝看成是一種職業素養，若是讓她們在懷孕後素顏，她們內心會感覺不安。但是有些廉價的或功能太強大的化妝品，不僅會讓孕媽媽的臉上增加負擔，還會對寶寶產生不利的影響。

每個人都喜歡追求美麗的事物，孕媽媽更是如此，因為懷孕後不僅會使體型會發生改變，臉上可能也會開始冒出斑點，這對於天性愛美的女性來說，簡直是不能忍受的，所以大部分職場孕媽媽選擇繼續化妝。但是如今市場的化妝品中多含有重金屬，這些有毒物質會經過孕媽媽的皮膚滲入血液中，從而傳遞給胎兒，使胎兒受到不利影響。雖然化妝品的劑量很小，但是日復一日，有毒物質就會聚集在一起，存留在體內。不過一些天然配方的化妝品是無害的，現在讓我們盤點一下哪些化妝品是孕婦不可使用的：

一、染髮劑。相關人士調查，染髮劑除了可以使人容易患上皮膚癌外，還可能會導致孕婦患上乳癌，使胎兒無法正常發育。所以愛美的孕媽媽千萬不要使用染髮劑，包括髮膠一類的美髮產品。

二、冷燙劑。用冷燙劑燙髮非常傷害人們的頭髮，而對於孕媽媽來說，本來十分脆弱的頭髮會變得更易脫落。除此之外，它還會使孕媽媽體內的胎兒發育不良，或者使孕媽媽的身體產生不舒服的感覺。

三、口紅。在口紅中含有大量的綿羊油，它可以吸附空氣中各種病菌和重金屬元素。如果孕媽媽經常塗抹口紅，口紅的有毒物質就會無意間被孕媽媽吸食到胃中，從而危害到孕媽媽和胎兒的健康。

四、指甲油。流動在市場上的指甲油一般都是比較劣質的，在這些指甲油中含有大量對人體有害的化學溶劑以及其他物質。如果孕媽媽將這些直接由塗抹在指甲上，有害物質就會透過指甲慢慢侵入到人體內，從而影響孕媽媽和胎兒的健康。

雖然很多化妝品都是有危害的，但是在懷孕後，皮膚會變得越來越粗糙，形象會非常不好，所以，對皮膚做些適當的修飾也是可以的，以淡妝為宜。由於孕媽媽的皮膚比較脆弱，孕媽媽護膚應該慎重。

一、孕媽媽很容易出汗，所以應該早晚各洗一次臉，並用出泡沫的香皂認真清洗。

二、若是條件允許，孕媽媽可以選擇孕婦專用的護膚產品。

三、孕媽媽的皮膚比較容易過敏，所以在購買新品時，先做下皮膚測試，把化妝品塗抹在手腕處，過兩分鐘後若是沒有不適的反應，就可以購買使用了。

四、每天晚上臨睡前，都要仔細清洗臉上的化妝品，因為懷孕後，色素很容易沉澱。

五、不管是化妝品還是護膚品，盡量選擇成分單純、溫和配方、品質較好的產品，涼性的護膚品不適合孕婦使用。

六、孕媽媽如果在懷孕期間，臉上冒出了斑點，切不可著急使用具有美白作用的護膚品。

母愛是偉大的，在寶寶還沒有出生前就要自我犧牲。孕斑對於愛美的女士來說，絕對是忍無可忍的，可是為了寶寶健康發育，孕媽媽自己就算變得再難看也心甘情願。這就是母親的偉大、無私。

如果孕媽媽信不過市面上的天然化妝品，在家中自己調配也是可以的。從市場上買回一瓶甘油，然後在其兌入適量的純淨水，再在其中加入少量的白醋就可以了。經常塗抹，可以對皮膚起到滋潤美白的效果。

出差在外要小心

在當今社會，懷孕後仍然工作的女性比比皆是，其實這對孕媽媽也是很有利的，但是如果上司派遣妳出差，那就麻煩了，稍有不慎，可能就會出現很多狀況。因此，想要出差的孕媽媽一定要學會保護自己。

上班族媽媽有時會因為任務或是自己的工作出現問題而不得不出差辦事，但是無論在出差的路上還是與客戶談判都可能會出現很多狀況，就算是正常人也可能會有諸多問題，孕婦就更不用說了。就這樣，負責的孕媽媽踏上了出差旅途。現在，我們來盤點一下孕婦在出差中可能遇到的危險情況：

一、飛機上。機艙內的空氣會因此受到壓縮，對於孕媽媽來說，不能夠給予胎兒足夠的氧氣，影響胎兒和母體的健康。這時。最好多食用一些水果，特別是柳橙，吃掉果肉後，它的皮還可以淨化空氣。

二、長途汽車。長時間乘坐汽車，身體不能得到充分的活動，很容易影響下肢的血液循環，導致下肢水腫。所以孕媽媽可以在長途汽車上多吃一些促進新陳代謝的食物，比如海苔。這些食物除了可以促進血液循環，還可以滋養身體。

三、異地旅館點外送。在外送食物中，很多菜都偏油膩，許多調味料隨著米飯一同進入孕媽媽的胃中，使孕媽媽吸收了過多的脂肪以及熱量，從而危害母體和胎兒的心臟、血管。但是如果必須要吃便當，那就多選擇綠葉菜等營養高脂肪少的蔬菜來食用，不要吃豬肉，想要吃肉可以選擇魚肉。

四、陪客戶的 KTV。KTV 是個吵鬧的場所，噪音持續不斷，孕媽媽如果陪客戶去 KTV，這些噪音會使其內分泌出現問題，體內出現大量的催產素，從而容易使子宮收縮而造成流產。在這時，冰糖櫻桃是個很好的選擇，櫻桃可以使人快樂，與冰糖相配則可以作用於神經系統，減輕危害。

出差時應酬客戶是必不可少的，可是對於孕媽媽來說，確實是比較為難。孕媽媽應該怎麼做才既能讓應酬順利進行，又能保護胎兒的健康呢？

一、創造補充營養的機會。

（一）在早晨早起半小時，自己動手做一碗小米粥，可以補充早上所需的營養。

(二)外出時，在包中放入一些在超市買的有營養的小食品，例如：羊奶嚼錠、優酪乳、花生、核桃、開心果等等。

(三)如果在外出差，短時間無法回來，要先明確出差所在地的醫院位置，如果出現不適的狀況，就不用那麼慌亂了。

二、有危害的食物不要碰。

(一)在家中有人幫妳料理飲食，但是出差在外就需要妳記住那些可以補充營養的食物，哪些妳不可以吃的食物。在外應酬時，就點適合妳吃的菜。

(二)當別人吸菸或夾給妳不適合的食物時，一定要告知對方，否則，就會傷害到妳腹中的小寶寶。

(三)時刻帶著水。在應酬時，如果有人敬妳酒，妳可以向對方說明情況，然後以水代酒。如果在擁擠的環境中，可以喝幾口水，因為水可以舒緩神經。

懷孕的人總是容易受到傷害的，所以任何事情侵犯到妳時，千萬不可忍氣吞聲，保護好腹中的胎兒是最重要的。出差過程，意外多多，孕媽媽應時刻注意才是。

孕婦雖然可以出差，但是要看胎兒的發育處於什麼階段，在懷孕初期，孕婦經常穿梭在人流中，容易造成胎兒畸形，而在晚期，孕婦要做很多檢查，也不適宜出差。而在孕期的最後一個月，胎兒隨時都有可能誕生，所以也不能出差。在懷孕中期，可以出差，但是要看孕婦的情況。

安排好孕期檢查

胎兒在母體發育的過程中，很容易受到外界以及母體不良因素的傷害，所以為了及時了解胎兒的健康狀況，孕媽媽應該按照醫生的指示，定期做好孕期檢查，有效及時的發現並遏制對胎兒的不利因素，確保母體和胎兒的健康。

胎兒是夫妻之間愛情的結晶，胎兒的健康成長，也就是夫妻二人的情感昇華。但是就像愛情一樣，有時堅不可摧，有時卻無比脆弱。寶寶在孕媽媽的獨自中發育看起來十分安全，但是胎兒時刻都在受著那些無形無色的事物的威脅。孕媽媽經過定期產檢，可以目睹胎兒的一步步成長，還可以看到都有那些病菌在侵犯著腹中的小寶寶。那麼孕媽媽應該在什麼時候進行孕檢，又應該檢查什麼項目呢？

在第十二週的時候進行第一次產檢。

在第十三週至十六週時，做第二次產檢。

在第十七週至二十週時，做第三次產檢。

在第二十一週至二十四週時，做第四次產檢。
在第二十五週至二十八週時，做第五次產檢。
在第二十九週至三十二週時，做第六次產檢。
在第三十六週，進行第七次產檢。
在第三十七週時，做第八次產檢。
在第三十三至三十五週時，做第九次產檢。
第十次產檢在第三十八週時進行。

一般情況下，孕媽媽在進行第一次產檢時，醫院就會發給孕媽媽一本媽媽手冊，裡面包括每次產檢的時間以及產檢的項目。現在讓我們提前看一下孕期檢查都包括哪些項目：

一、測量體重和血壓。在第一次產檢時，醫生會詢問孕媽媽先前的體重，並記錄下來，與今後孕媽媽在不同孕期的體重進行比較。在懷孕過程中，體重的成長最好不要超過八公斤。

二、聽寶寶心跳。醫生使用儀器來測聽胎兒心臟的跳動情況。

三、驗尿。透過驗尿來了解孕媽媽的尿糖和尿蛋白是否正常，以排除母體本身的腎功能缺陷、血糖偏高或偏低等問題。

四、身體各部位檢查。身體部位檢查包括乳房、甲狀腺、骨盆腔。

五、抽血。抽血是為了了解血型、血紅素、B肝、愛滋病等狀況。

六、檢查子宮大小。檢測子宮的大小，是為了明確胎兒會否能夠在其中健康發育。

七、做「胎兒頸部透明帶」的篩檢。這項檢查能夠得知胎兒是否可能會患上罹患唐氏症。

八、測量胎兒具體部位的大小。懷孕到達二十週時，可以測量胎兒的頭圍、腹圍、大腿骨長度等等，確認胎兒發育是否正常。

九、糖尿病的篩檢。在二十四週時可以做這項檢查，如果與媽媽患有此病，應立即採取治療。

十、抽血檢查B型肝炎。在孕期二十八週時，一定要檢查該項目，一旦確認病情，應立即注射疫苗。

除了要進行以上孕期檢查，還要檢查孕媽媽是否有水腫的現象等等，越是臨近生產期，就要頻繁去做產檢，最好是一週一次，以防在孕媽媽和家人還沒有做好準備時，寶寶就提前誕生。

如果孕媽媽在懷孕中期出現肚子疼痛的感覺，一定要多加小心。因為這有可能會導致胎兒出現問題。若是肚子的疼痛感原來越強烈，還不時的感到噁心、心慌，一定要立即奔赴醫院進行檢查。此外，在懷孕時最好不要使用藥物或麻醉劑。

分娩前請提前半個月休假做準備

到孕育的最後一個月，準媽媽和準爸爸終於就要見到他們愛的結晶了。在這個時候，孕媽媽應該儘早休假，為分娩做準備，一般應該提前半個月的時間提出休假申請，為分娩做充分準備。

上班族孕媽媽一直奮鬥在職場上，沒有得到充足的休息，還會受到諸多問題的困擾。但是當分娩臨近，孕媽媽切不可如此拚命工作了，保證好充足的休息才是最重要的。人的疼痛感可以分為十個等級，等級越高疼痛感也就越大。七級以上的疼痛感非常劇烈，而一般孕媽媽在分娩的時候所感受到的疼痛可以達到八級，甚至十級。這對孕媽媽來說，是十分痛苦的。所以在分娩前要提前休假，做好心理和身體的準備。

一、精神準備。分娩前，孕媽媽一定要調整好自己的心態，雖然分娩時的疼痛感十分劇烈，但是孕媽媽要告訴自己：只要熬過去，我就可以看到寶寶了。在休假期間，丈夫要多關心照顧孕媽媽，安撫孕媽媽的恐懼心理。做足心理準備，才能順利生產。

二、身體準備。

（1）睡眠：臨近分娩的孕媽媽一定要每天保持具有充足的睡眠，適當的進行午睡，因為在分娩時需要孕媽媽具有足夠的體力。

（2）生活：休假期間不建議去旅行，但是也不能大門不出，二門不邁，一些輕微的運動對孕媽媽很有益。

（3）性生活：在這期間，應該明令禁止進行性生活，做好夫妻分房睡，以免胎膜破損或感染。

（4）洗澡：分娩後的孕媽媽是不能立即洗澡的，所以在臨近分娩或住院前應清潔身體。注意要有人在旁陪同，因為熱氣容易使孕媽媽暈過去。

（5）家屬照顧：孕媽媽臨近分娩時，丈夫一定要在旁陪同，防止夜裡發生事故。

十月懷胎，如此艱辛，孕媽媽終於就要熬到頭了，產前除了要做好心理和身體的準備，還應該做些什麼準備來迎接這個稚嫩的小生命呢？

一、住院必備之物。主要包括一些嬰兒用品，要提前購買，以備不時之需。

二、家中的準備。家中的準備重在清潔，潔淨的居家環境可以讓產婦和寶寶保持愉快的心情。當然，嬰兒的一切用品都要在家中準備妥當。

三、住院時車輛的安排。如果家中有車，也應該以防萬一，提前預定一輛熟悉的計程車。

四、記住醫院電話。應該提前了解此事。以此弄清掛號處、住院處，以及其他相關地點的位置。

五、住院手續及費用。

雖然分娩只是幾個小時的問題，但是它的準備工作要長達幾個月。提前休假在家，做好身體和精神準備，用愉悅的心情等待寶寶的誕生吧。

分娩前要準備的物品應該做到一應俱全，其中寶寶物品包括奶粉、奶瓶、奶瓶消毒鍋、尿布、小毛巾、包巾、寶寶衣服。媽媽衣服有睡衣、哺乳內衣、毛巾、拖鞋、內褲、產褥墊、洗漱用品等等。

電子書購買

國家圖書館出版品預行編目資料

非過勞致命：眼睛紅腫、腰痠背痛、慢性疲勞……久坐族快停止殘害自己，身體早就在抗議！ / 戴譯凡 著 . -- 第一版 . -- 臺北市 : 財經錢線文化事業有限公司 , 2022.12
面； 公分
POD 版
ISBN 978-957-680-560-8(平裝)
1.CST: 健康法
411.1 111019111

非過勞致命：眼睛紅腫、腰痠背痛、慢性疲勞……久坐族快停止殘害自己，身體早就在抗議！

臉書

作　　者：戴譯凡
發 行 人：黃振庭
出 版 者：財經錢線文化事業有限公司
發 行 者：財經錢線文化事業有限公司
E-mail：sonbookservice@gmail.com
粉 絲 頁：https://www.facebook.com/sonbookss/
網　　址：https://sonbook.net/
地　　址：台北市中正區重慶南路一段六十一號八樓 815 室
Rm. 815, 8F., No.61, Sec. 1, Chongqing S. Rd., Zhongzheng Dist., Taipei City 100, Taiwan
電　　話：(02) 2370-3310　　　傳　　真：(02) 2388-1990
印　　刷：京峯彩色印刷有限公司（京峰數位）
律師顧問：廣華律師事務所 張珮琦律師

定　　價：380 元
發行日期：2022 年 12 月第一版
◎本書以 POD 印製